AI 닥터 스쿨

원작, 감수 이낙준(한산이가)

131만 팔로워를 보유한 유튜브 채널 '닥터프렌즈'의 운영자이자 이비인후과 전문의, 대한 이비인후과 학회 홍보 위원, 그리고 웹소설 작가입니다. '한산이가'라는 필명으로 네이버 웹소설에서 활발하게 활동 중이며, 유튜브 채널에서는 의학 상식은 물론, 의학의 역사에 대해서도 재미있게 다루고 있습니다. 여섯 번째 작품인 《중증외상센터: 골든 아워》가 흥행하면서 스타덤에 올랐고, 이 작품은 넷플릭스 드라마로도 제작되어 글로벌 비영어 부문 1위를 기록하는 등 인기를 끌었습니다.
이제는 작가가 본업이 된 지 오래인데, 작품으로는 《군의관, 이계가다》《의술의 탑》《닥터, 조선 가다》《검은 머리 영국 의사》《A.I. 닥터》 등이 있습니다.

 글 예영

글 쓰는 게 가장 힘들고 어려우면서도 글 쓸 때가 가장 즐겁고 행복합니다. 만화, 동화, 교양서 등 다양한 분야의 어린이책을 쓰고 있습니다. 지은 책으로 《칸트 아저씨네 연극반》《닭 답게 살 권리 소송 사건》《존리의 금융 모험생 클럽》《냥 박사와 바이러스 탐험대》《코피 아난 아저씨네 푸드 트럭》《어린이를 위한 법이란 무엇인가》《우리 학교가 사라진대요!》《딱 한마디 세계사》 등이 있습니다.

 그림 RV

어린 시절, 『살아남기』 시리즈를 마르고 닳도록 읽으며 현실을 벗어난 환상적인 세계를 꿈꿔 왔습니다. 지금도 여전히 같은 꿈을 꾸며 어린이들에게 더 나은 미래를 보여 주는 그림을 그리고자 합니다. 이야기책부터 웹툰, 게임 등 다양한 작업에 참여하고 있습니다.

 감수 작가컴퍼니

작가컴퍼니는 작가들의 가능성을 열겠다는 목표로 만들어진 회사로, 여러 작가들과 협업하여 웹소설과 웹툰을 비롯한 다양한 IP를 발전시켜 나가고 있습니다. 창작자들이 안정적인 환경에서 자유롭게 작품 활동을 이어갈 수 있도록 지원하고, 독창적인 IP들이 글로벌 시장에서 경쟁력을 갖출 수 있도록 돕고 있습니다.

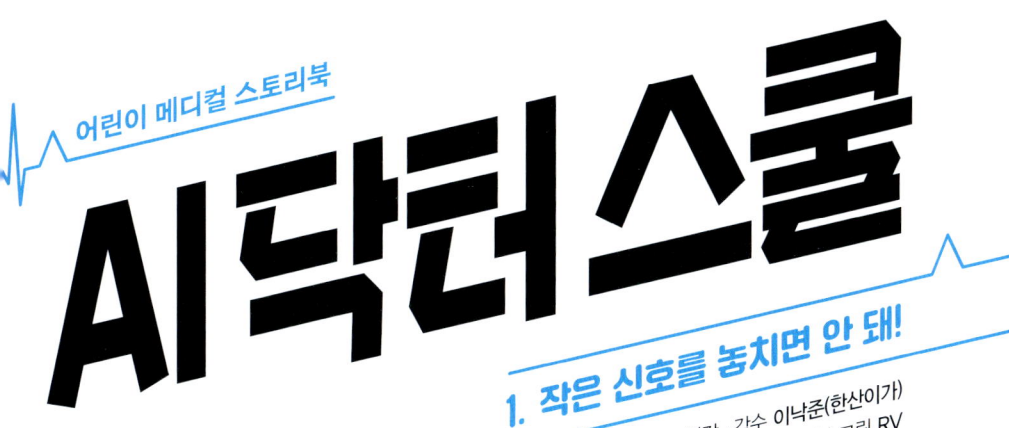

어린이 메디컬 스토리북

AI 닥터 스쿨

1. 작은 신호를 놓치면 안 돼!

원작·감수 이낙준(한산이가)
글 예영 | 그림 RV

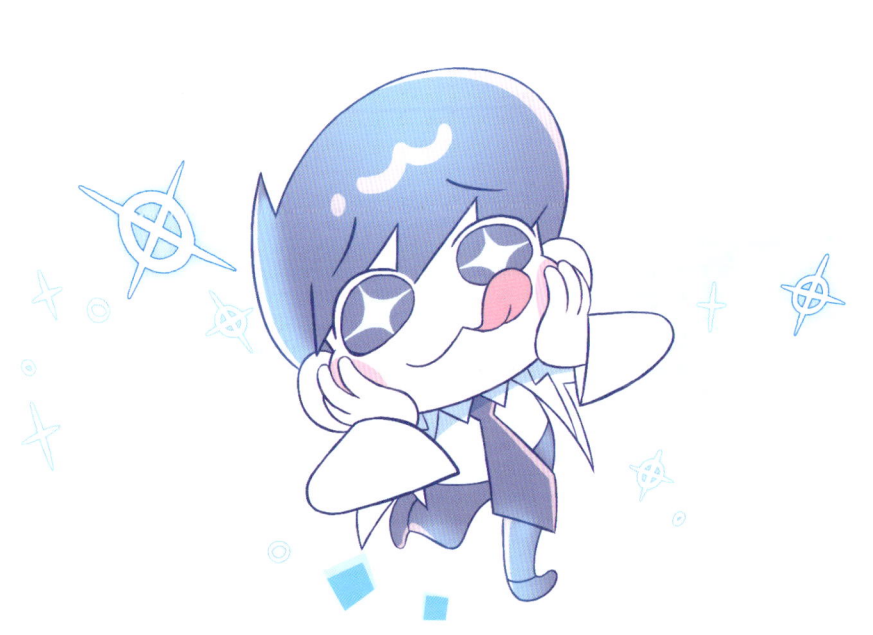

작가의 말

어릴 때부터 늘 머리가 좋았으면 좋겠다고 생각했습니다. 이미 타고난 머리를 어떻게 할 방도는 없었지만요. 하지만 이젠 인공 지능이 엄청난 속도로 발전하고 있죠. 정말로 몇 십 년, 혹은 몇 년 후면 우리 머리에 인공 지능 칩을 받아 여러가지 도움을 받을지도 모르겠습니다.

이 책의 원작이 되는 웹소설 《A.I. 닥터》는 그러한 상상력을 기반으로 탄생하였습니다. 그리고 어린이에게 비슷한 일이 생긴다면 어떨까 하는 생각에서 시작된 게 바로 이 책입니다.

여러분도 가끔 선생님이 질문했을 때나 시험 볼 때 '내 머릿속에서 누군가 정답을 가르쳐 주면 얼마나 좋을까?' 이런 생각 많이 하지 않나요? 원작 소설을 쓰면서 제가 제일 많이 했던 생각도 '내 머리에 인공 지능 칩이라도 있었으면 좋겠다.'였습니다.

다 큰 어른이 너무 유치한 거 아니냐고요? 어른도 똑같답니다. 의사가 되면 더 절실해요. 내가 무언가를 얼마나 더 아는지 모르는지에 따라 환자가 죽거나 혹은 살거든요.

훗날 어떤 모습을 꿈꾸든 간에 여러분도 충분히 공감할 수 있는 소망이라고 생각합니다. 아직 꿈이 없다고요? 괜찮아요. 이 글을 읽다 보면 자신도 모르게 의사를 꿈꾸게 될 수도 있거든요. 의사, 생각보다 재밌고 멋진 직업이에요. 보람 있는 건 당연하고요.

자, 그럼 우리의 꿈(인공 지능 칩)을 조금 먼저 이룬 수호의 이야기를 다 같이 읽어 볼까요?

2025년 3월 이낙준

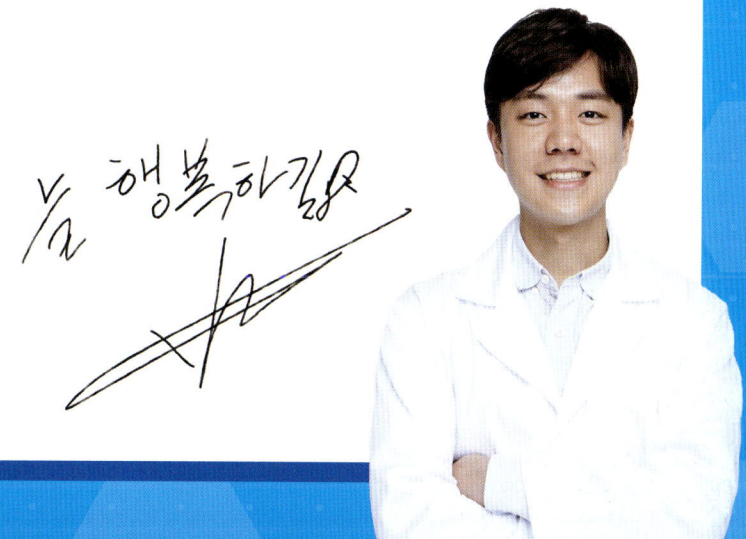

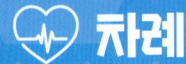

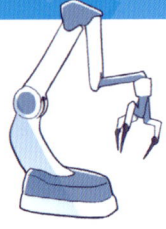

프롤로그 · 10

1화
너 정체가 뭐야? · 16

바루다의 의학 상식　AI와 의학 기술의 미래
수호의 메모　의료 기관의 종류

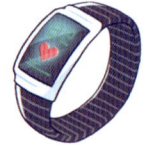

2화
바루다와의 내기 · 42

바루다의 의학 상식　감염병과 전염병
수호의 메모　의사가 되려면 필요한 것
닥터 류진원의 다이어리　소아 청소년과 의사의 하루

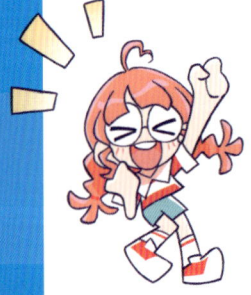

3화
넌 어떻게 생각해? · 72

바루다의 의학 상식　다 같은 복통이 아니야!
보건실 톡톡 토크　보건 샘, 질문 있습니다!

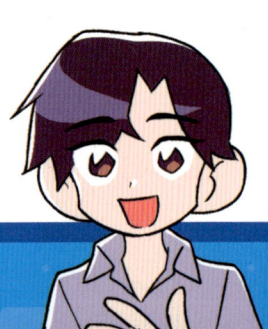

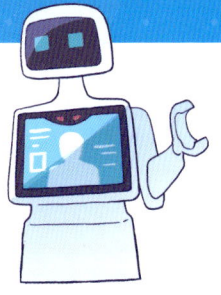
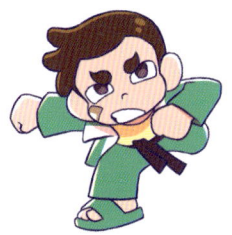

4화
AI가 이해할 수 없는 것 · 96

바루다의 의학 상식 알아 두면 좋은 화상 응급 조치
바루다의 의학 상식 피부의 구조와 기능

5화
표정이 멍한 이유 · 124

바루다의 의학 상식 편도 질환에 대한 모든 것
수호의 메모 의사가 되는 과정

에필로그 · 152

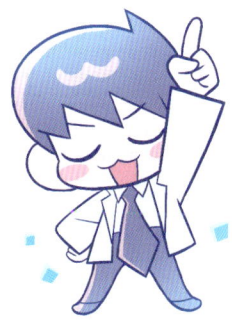
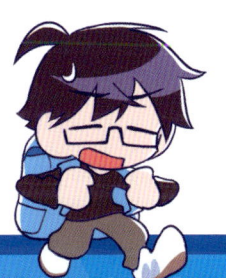

등장인물

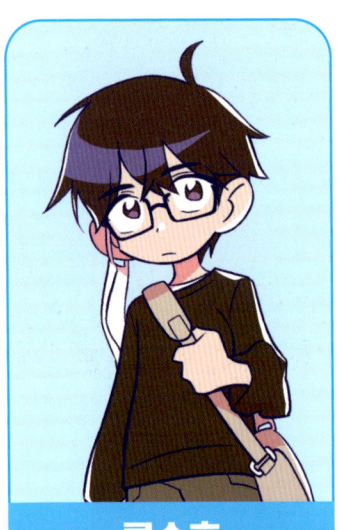

류수호

#아이큐_130 #포커페이스

새봄 초등학교 5학년에 재학 중인 남학생. 다른 이의 관심이 싫어서 종종 마스크와 뿔테 안경을 쓰고 다닌다. 의학 서적이 유일한 친구이고, 아빠가 운영하는 수호 소아과에 가서 진료하는 걸 구경하는 취미가 있다.

#AI #참견쟁이

태화대 병원 의료진과 태화 전자가 공동으로 개발 중인 진단 목적 인공 지능(AI)으로 차세대 의료용 AI 중에서 가장 주목받고 있다.
공개를 앞두고 알 수 없는 이유로 기계가 폭발하는 사고가 발생하며 기계의 핵심이 되는 칩이 우연히 옆을 지나가던 수호의 머리에 상처를 내며 박히고, 활성화가 된다.

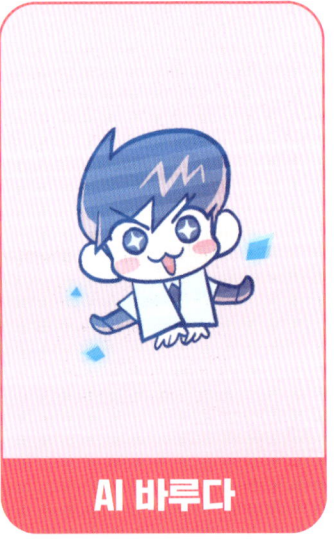

AI 바루다

#맘_카페_소문난_의사
수호의 아빠. 어린이들에 대한 소명감을 가지고 비인기인 소아 청소년과 의사가 되었다. 태화대 병원 소아 청소년과 전문의였다.

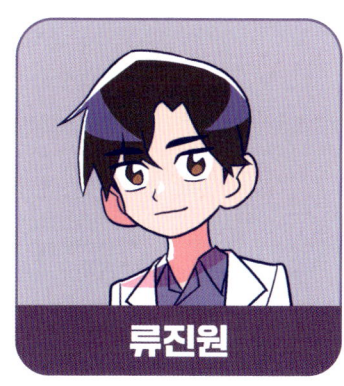
류진원

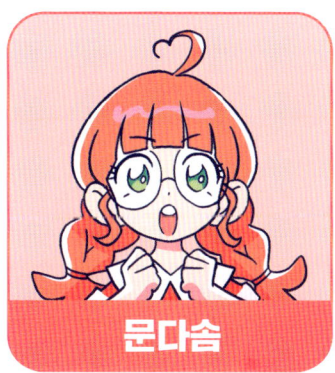
문다솜

#오지랖_최고 #왜다솜
수호와 같은 반 여학생. 이 세상에 궁금한 게 너무 많은 호기심 대장이다. 자칭 어린이 탐정.

#단순_과격 #해롱이
수호와 같은 반 남학생. 머리보다 몸이 먼저 반응하는 편이다. 성격은 물론이고 모든 면이 수호와 정반대.

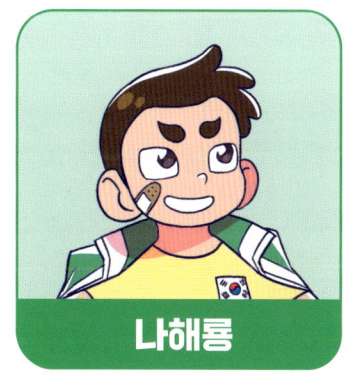
나해룡

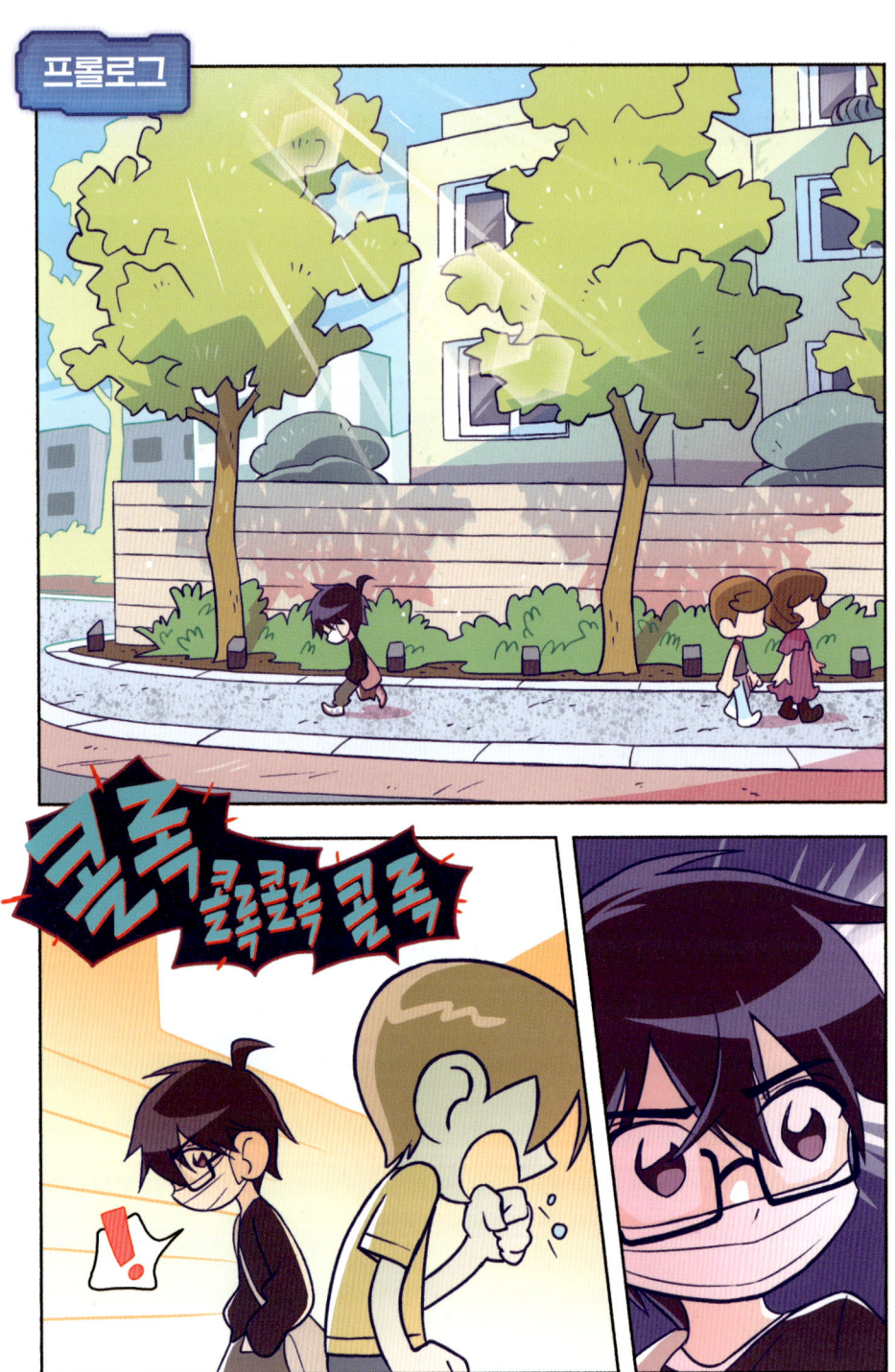

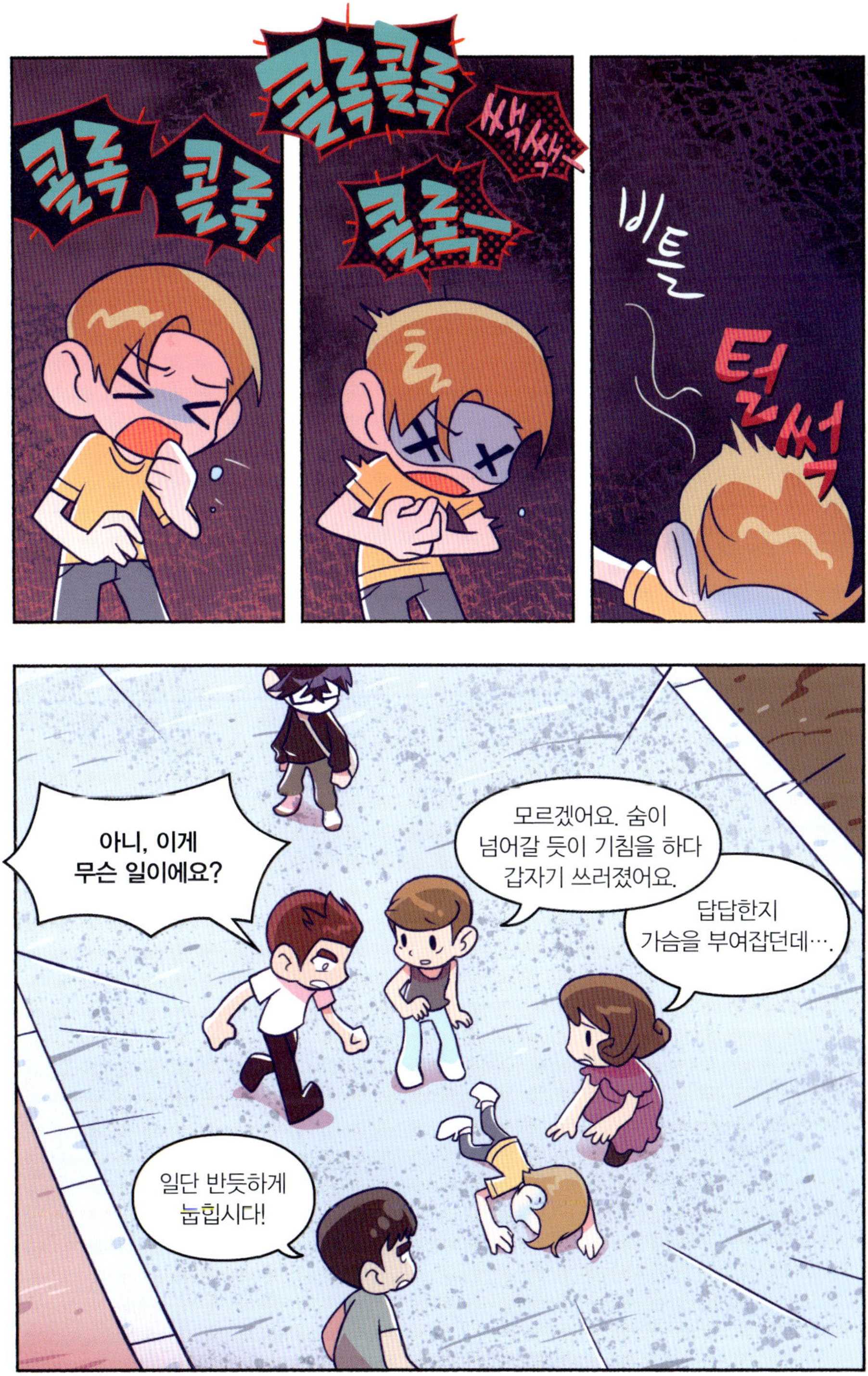

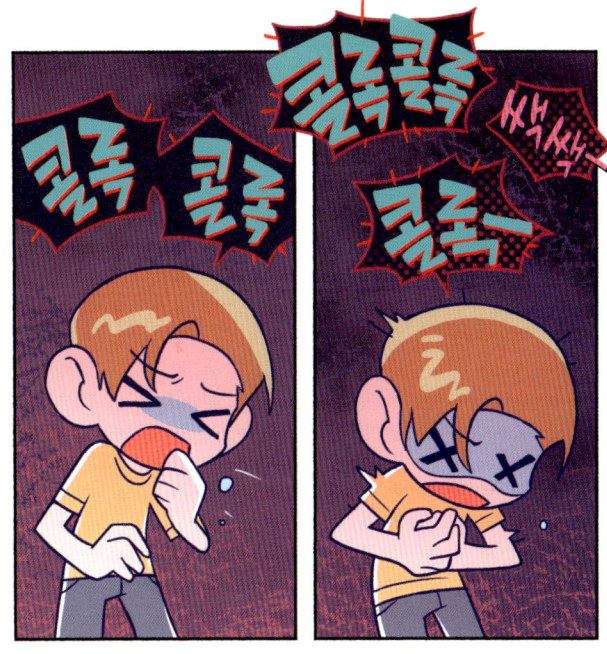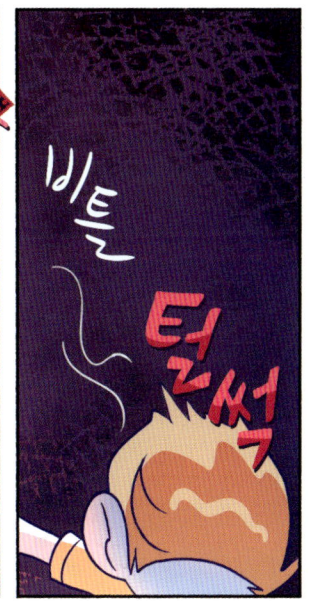

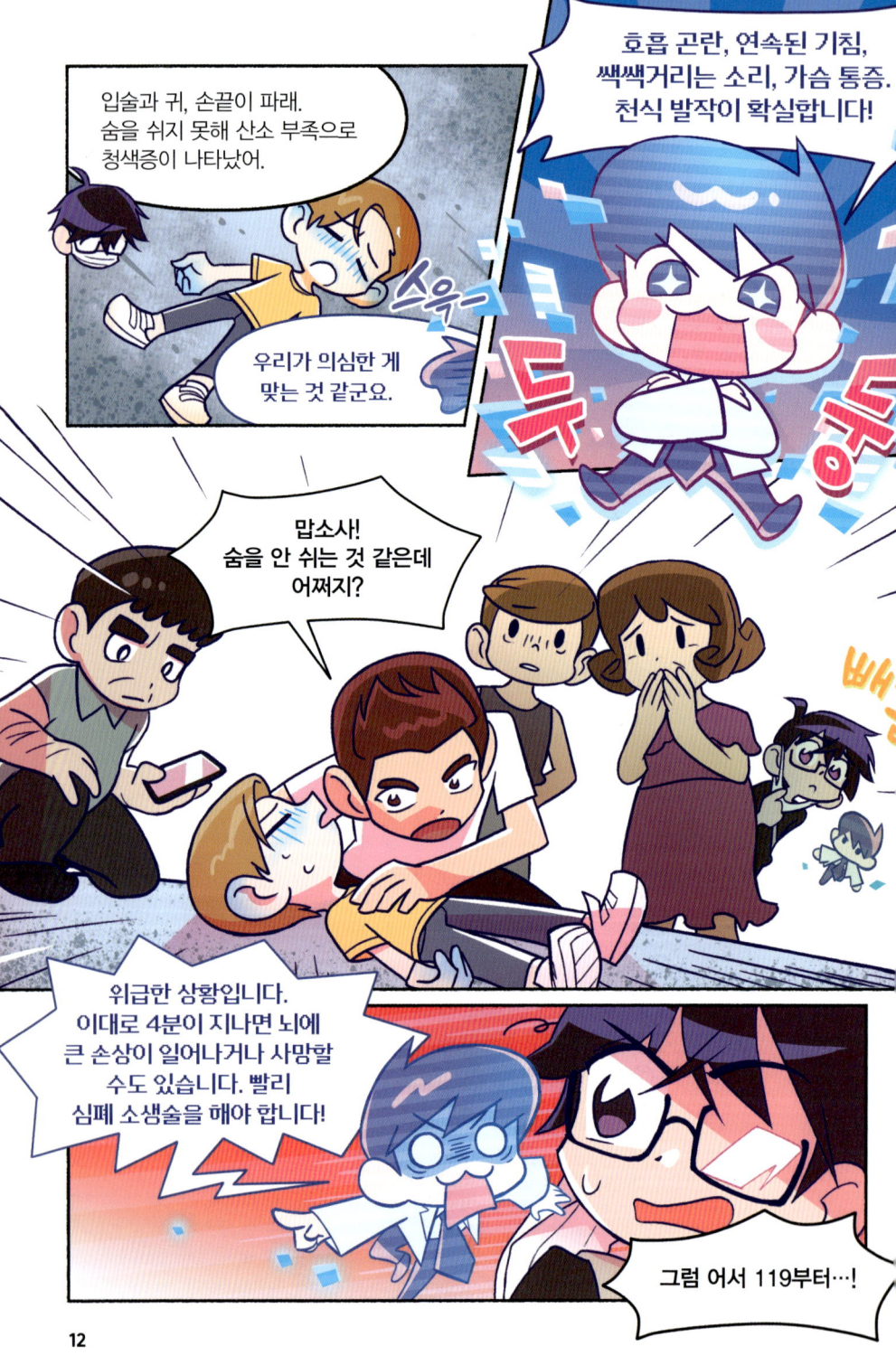

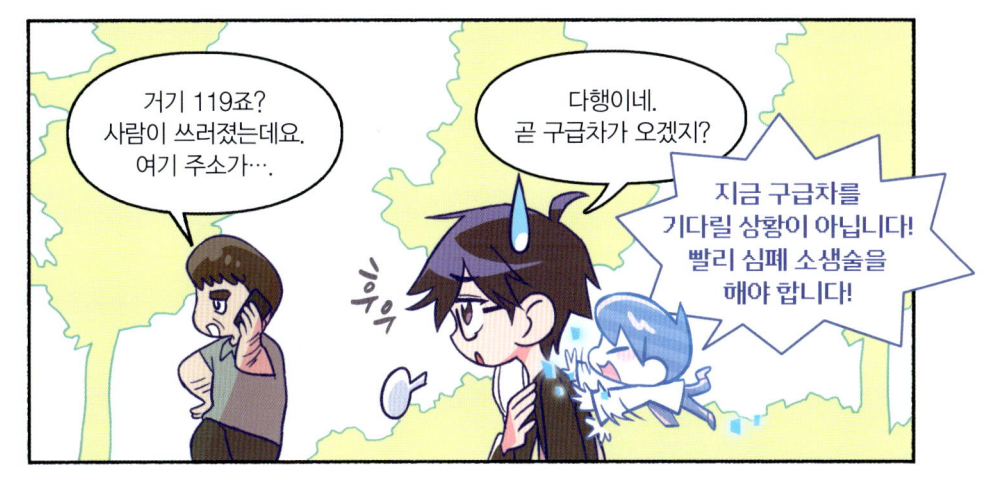

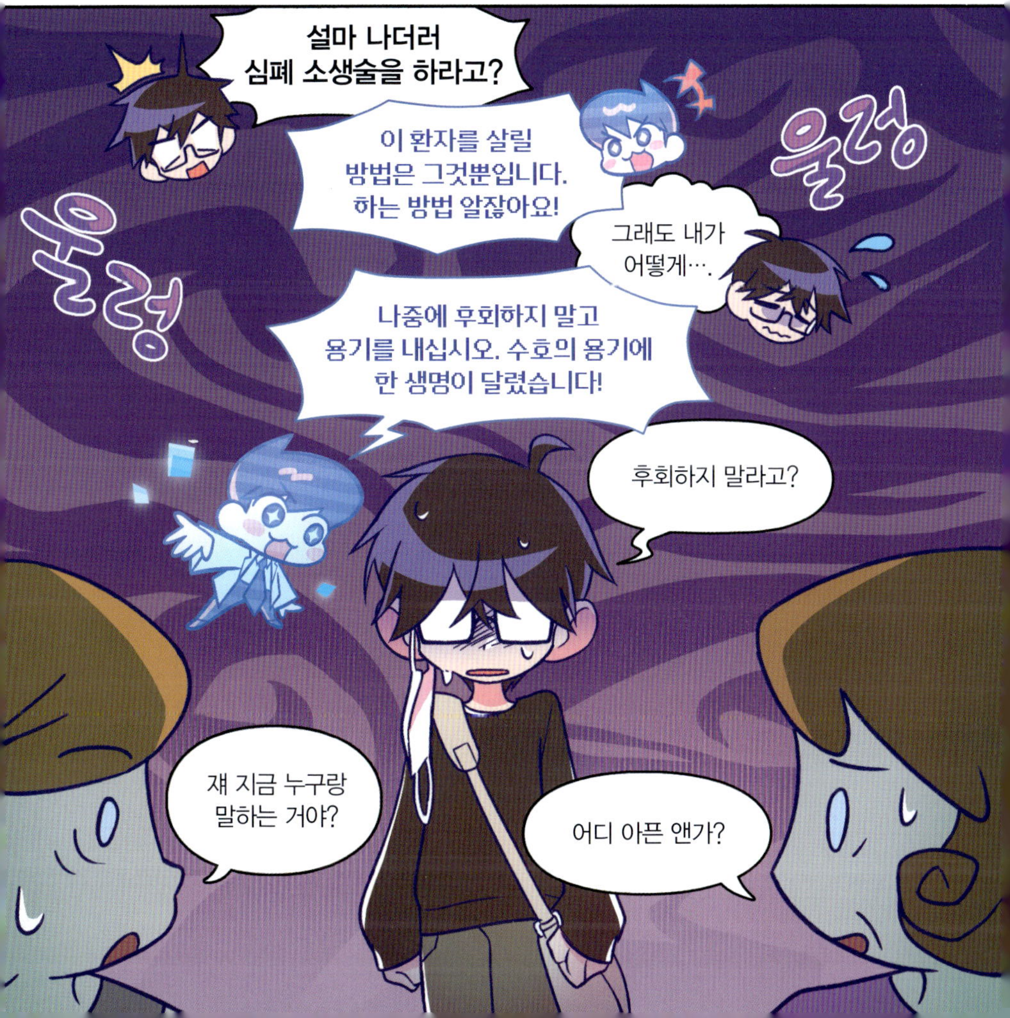

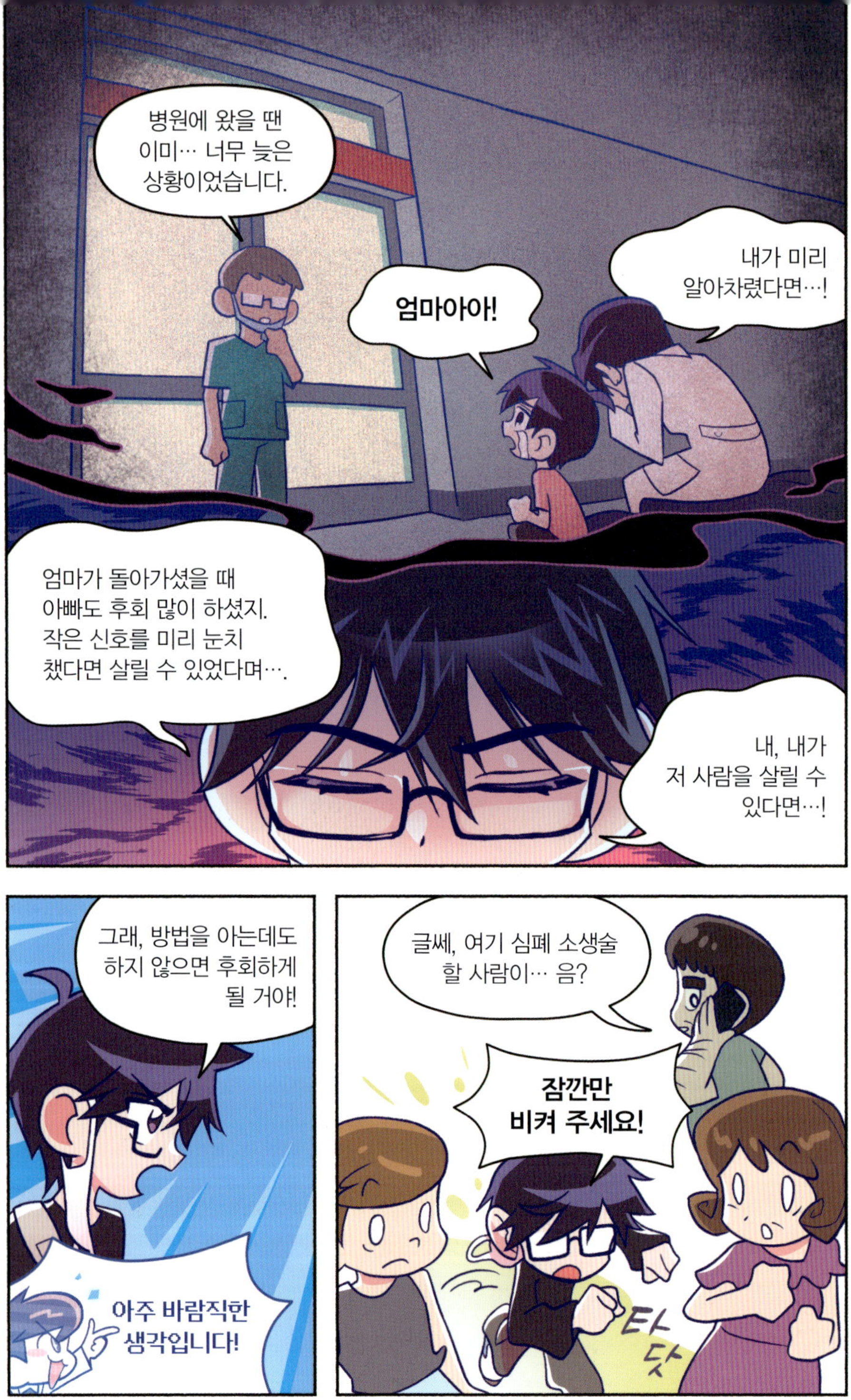

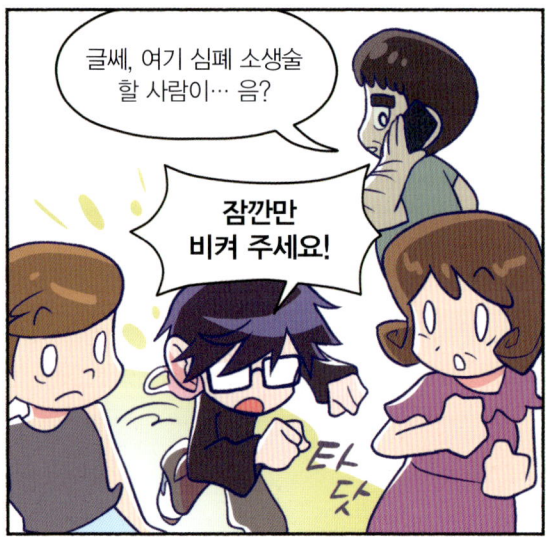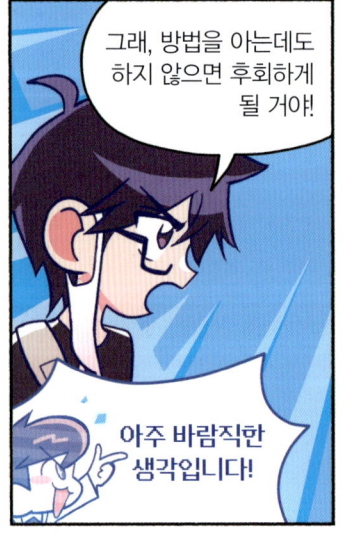

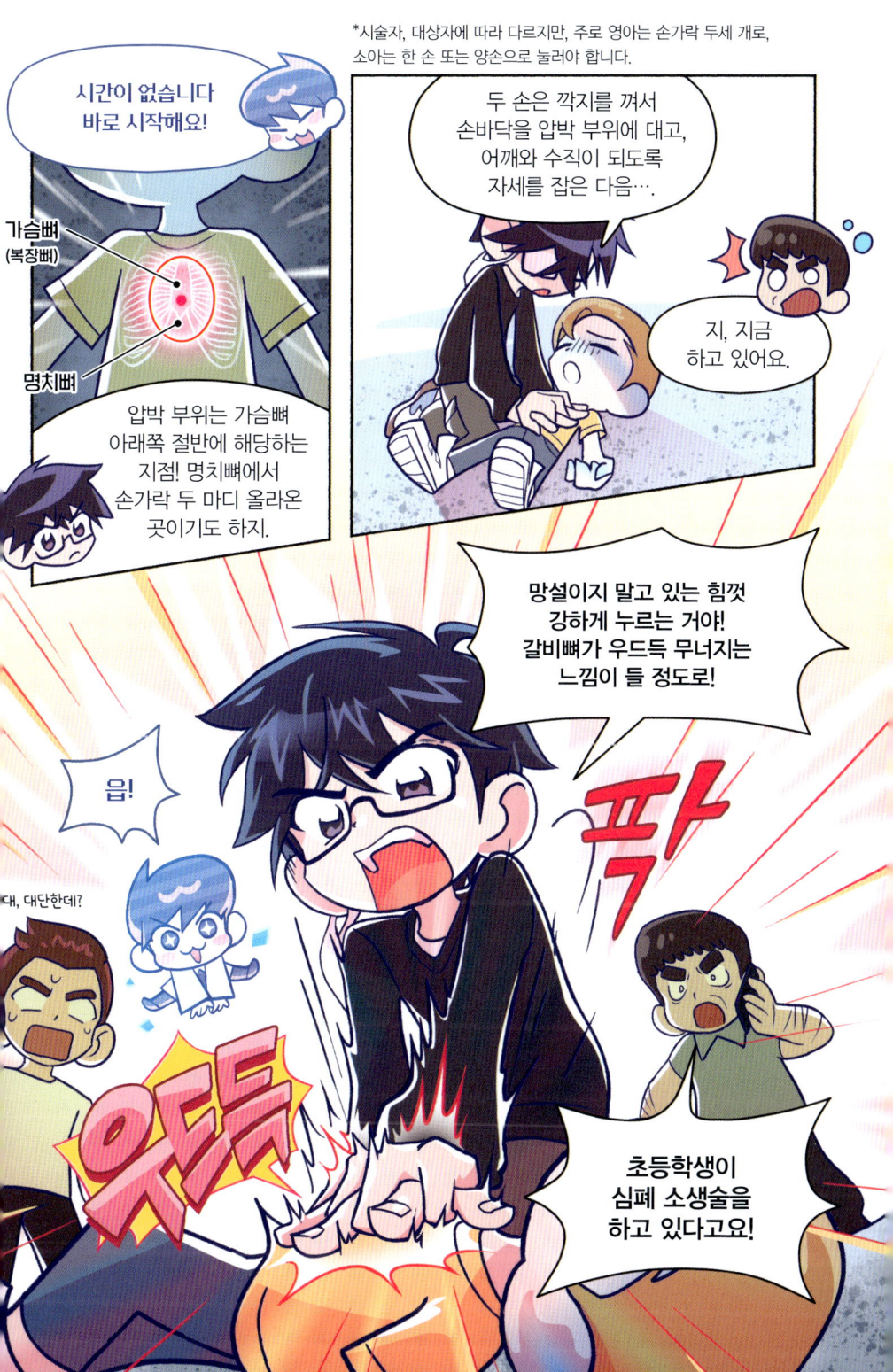

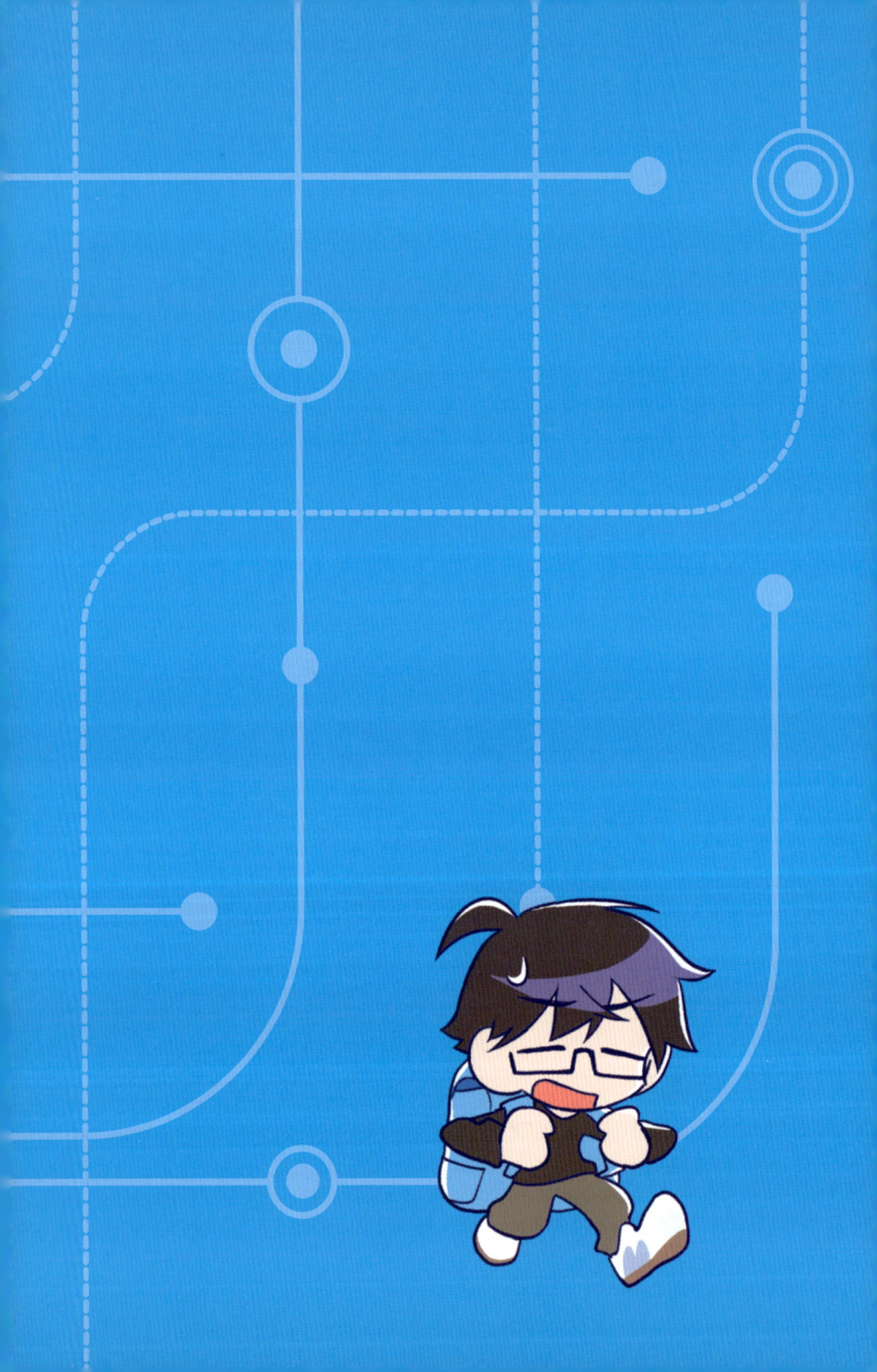

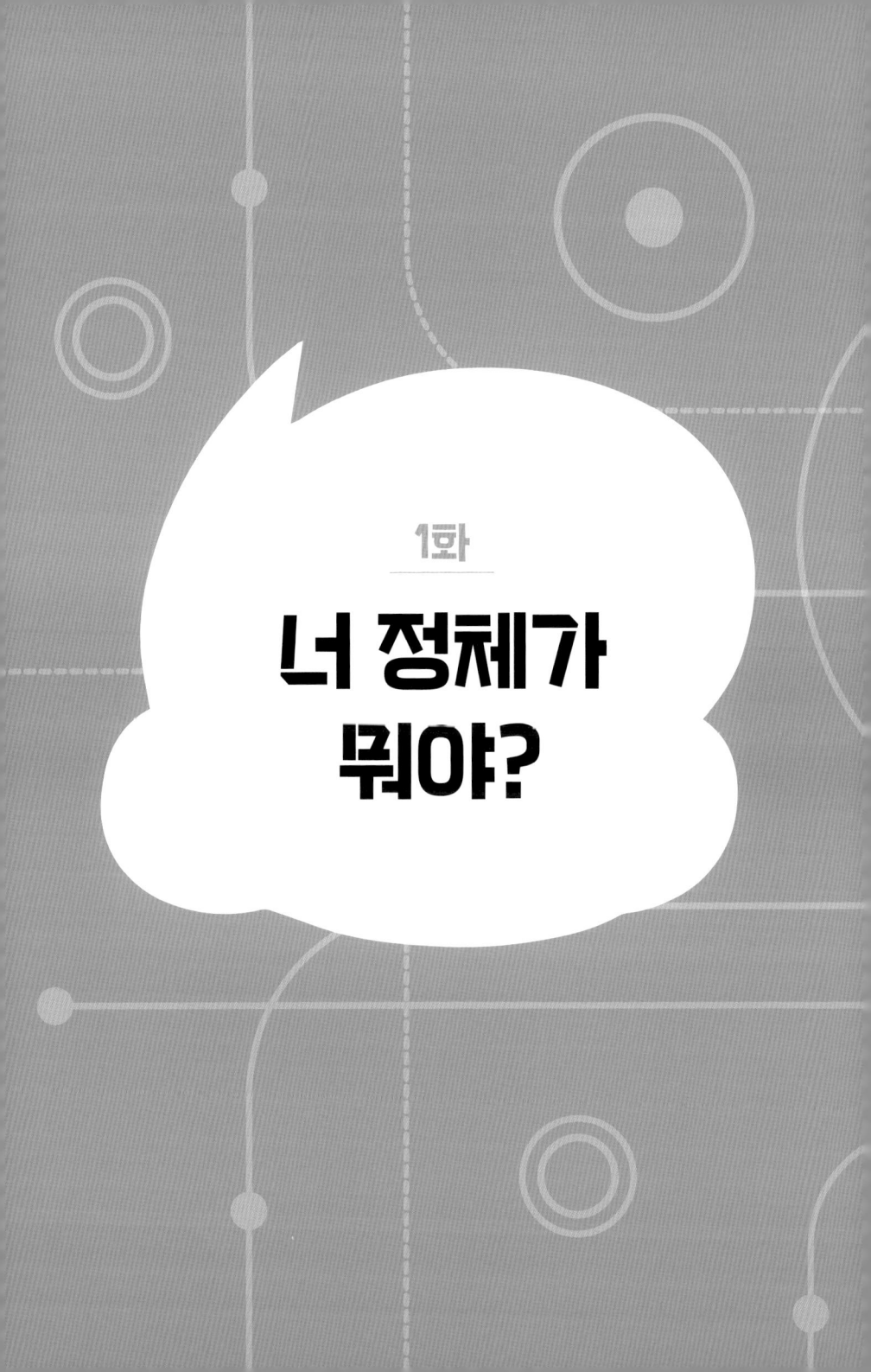

선생님이 자리를 비우는 즉시 시끌벅적 아수라장이 되고 마는 새봄 초등학교 5학년 2반. 오늘도 열다섯 명의 학생은 등교 시간부터 마지막 수업이 끝날 때까지 요란뻑적지근하게 까불며 떠들었어. 마치 누가 가장 시끄럽게 난리법석을 떠는지 치열한 대결이라도 벌이는 것처럼 말이야. 그 소란 속에서 대화가 이루어진다는 게 신기할 정도였지.

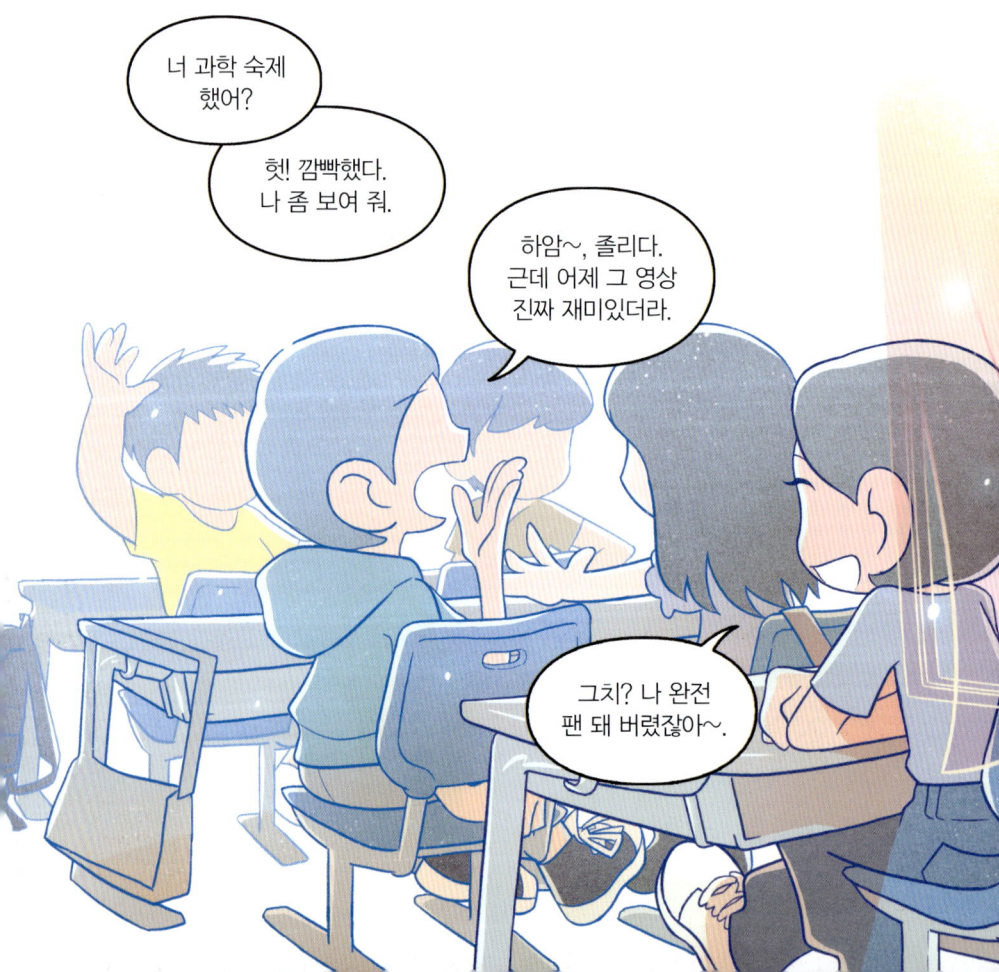

그러나 그중에 딱 한 명! 교실 뒤편 창가 구석에 앉은 류수호만은 예외였어. 그 난리 북새통 속에서도 아무런 동요 없이 제자리에 앉아 책 읽기에만 집중했지. 언제나처럼 까만 뿔테 안경에 커다란 마스크로 얼굴의 반 이상을 가리고 고개를 푹 숙인 채 말이야. 물론 언제나처럼 교실에 들어온 이후 누구하고도 얘기를 나누지도 않았어.

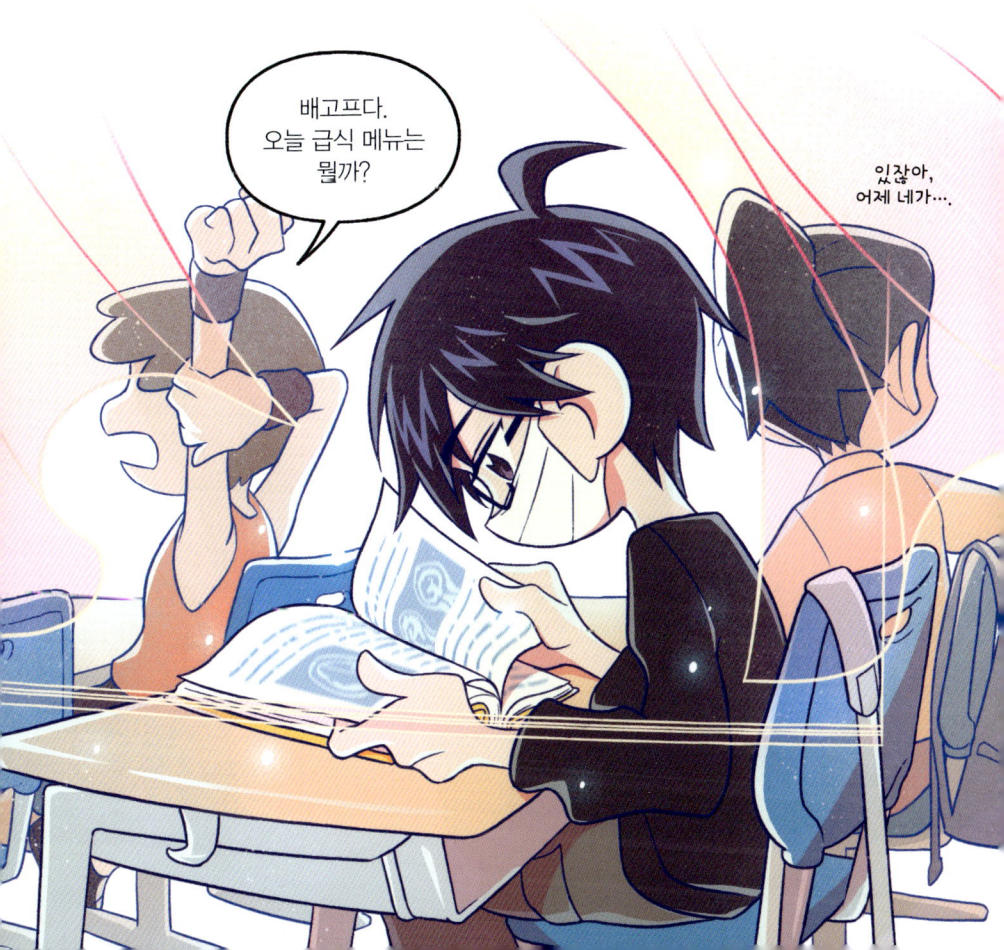

온종일 있는 듯 없는 듯, 단 한마디도 하지 않던 수호가 목소리를 낸 유일한 순간은 과학 시간이었어.

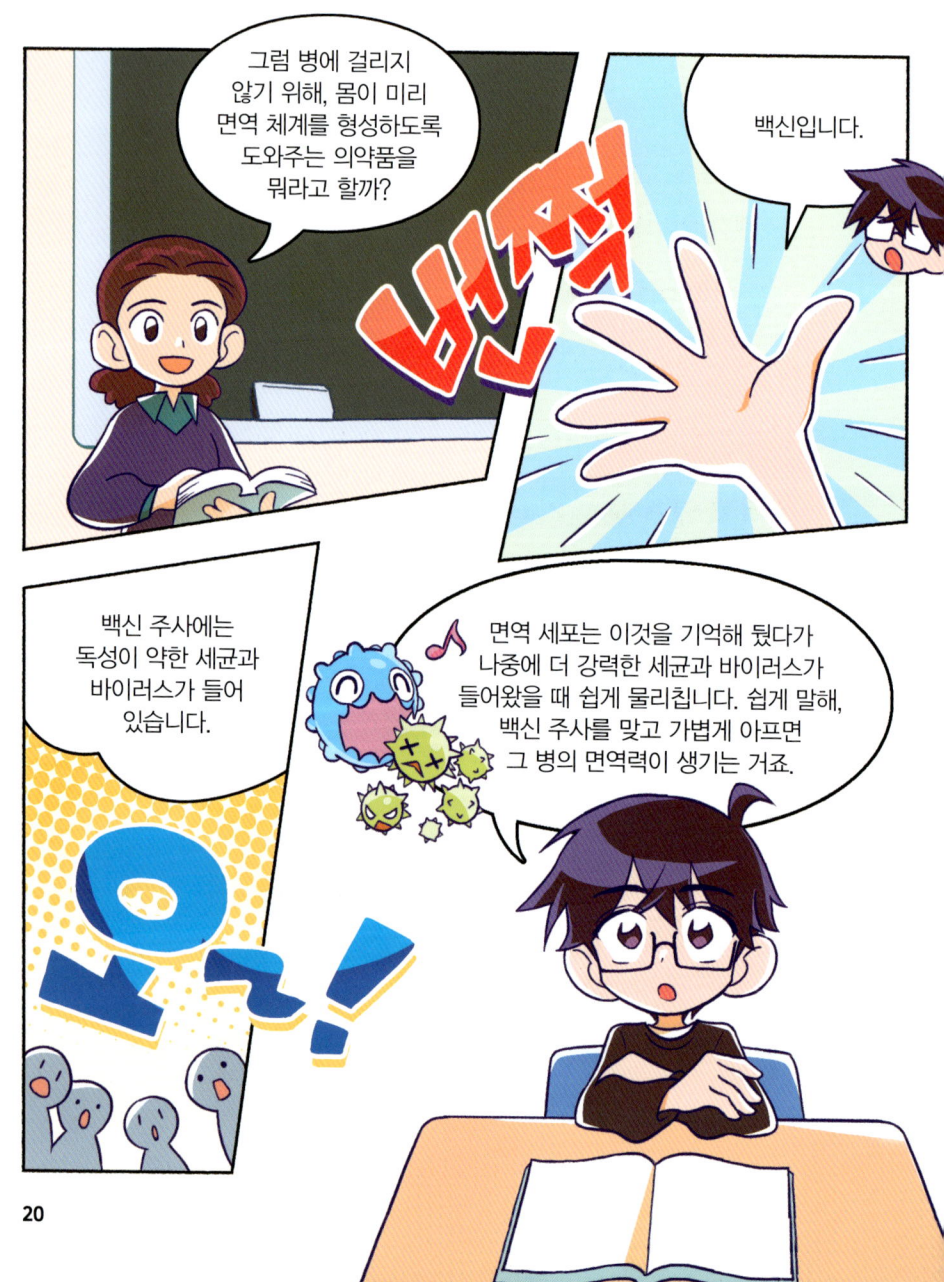

누가 말을 걸지 않으면 절대 먼저 말하는 법이 없고, '응', '아니' 정도로만 간신히 대답하던 평소와는 전혀 다른 모습이었지. 특히 전문가 못지않은 설명에 선생님과 반 아이들 모두 감탄했어.

아이들이 수군대는 소리가 수호의 귀까지 들려왔어.

"아빠가 의사라 그런가? 설명이 머리에 쏙쏙 들어오네."

"그냥 쟤 머리가 엄청 좋은 거 아냐? 어렸을 때 상위 0.1% 영재 판정 받았다며."

대부분은 수호에게 감탄했지만, 자꾸 겉돌기만 하는 수호를 탐탁치 않게 보는 시선도 있었어.

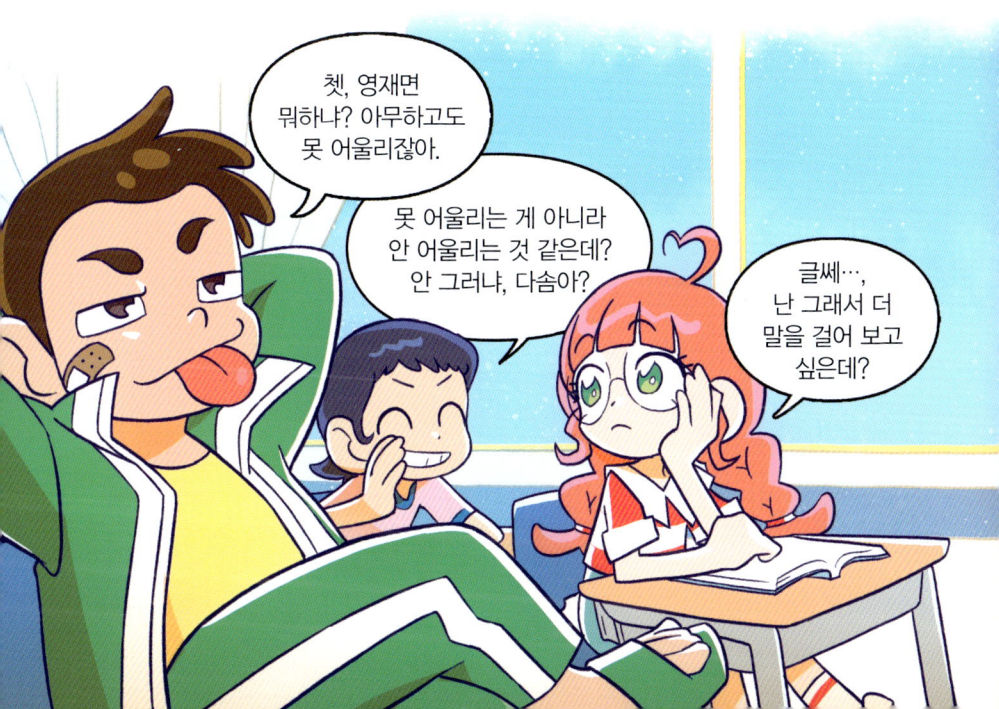

자신을 둘러싼 이런저런 말들에 수호는 그 어떤 대꾸도 하지 않았어. 아니, 어떻게 대답해야 할지 몰라 모른 체했지. 아이들과 어울려 이야기를 나누는 게 수호에게는 가장 어려웠거든. 그래서 누가 말이라도 걸세라 수업이 끝나자마자 고개를 푹 숙인 채 빠른 걸음으로 교실을 나섰어.

막 교문을 통과할 때, 누군가 수호의 어깨를 톡톡 쳤어.

"수호야. 우리 떡볶이 먹으러 가는데, 같이 안 갈래?"

평소 수호에게 관심이 많은 다솜이였어.

"미안. 급히 가 볼 곳이 있어서."

수호는 자기도 모르게 냉랭한 목소리로 거절했어. 하지만 다솜이는 수호의 무표정한 얼굴 뒤에 언뜻 드러나는 미묘한 감정을 읽을 수 있었지.

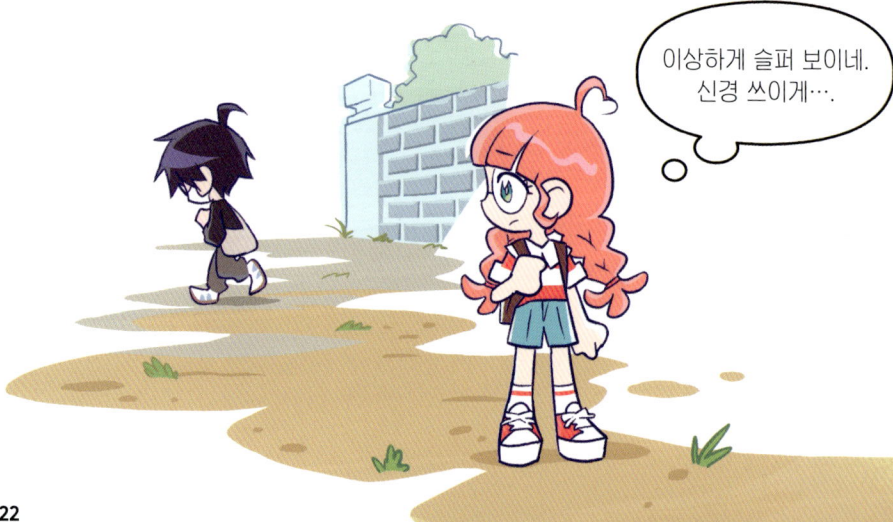

이상하게 슬퍼 보이네.
신경 쓰이게….

학교를 마치고 수호가 향한 곳은 국내 최고의 종합 병원으로 손꼽히는 태화 대학교 병원이었어. 소아 청소년과 의사인 아빠가 근무하던 병원이자, 수호가 태어난 병원이기도 해. 그리고 엄마가 마지막으로 머물렀던 곳이기도 하지.

병원 앞에 서자, 수호의 머릿속에는 3년 전 그날이 떠올랐어. 그날 아침 식사 때, 엄마는 주먹 쥔 손으로 연신 가슴을 두드렸지.

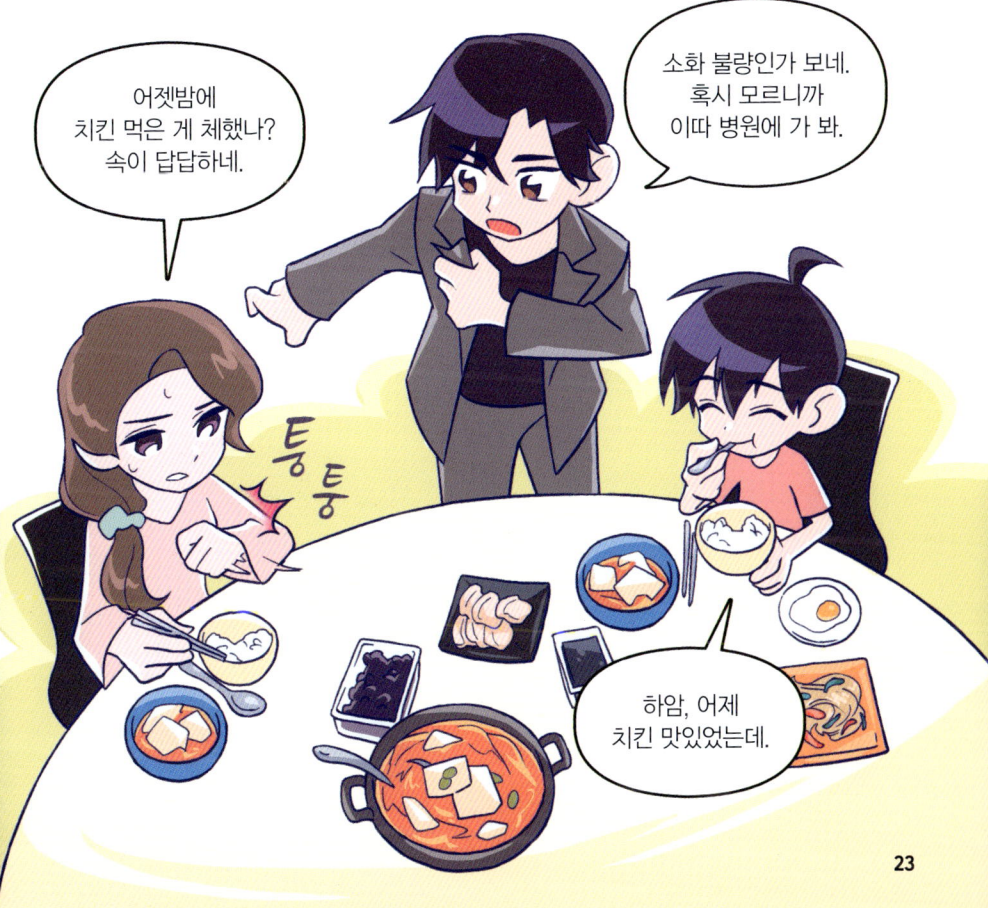

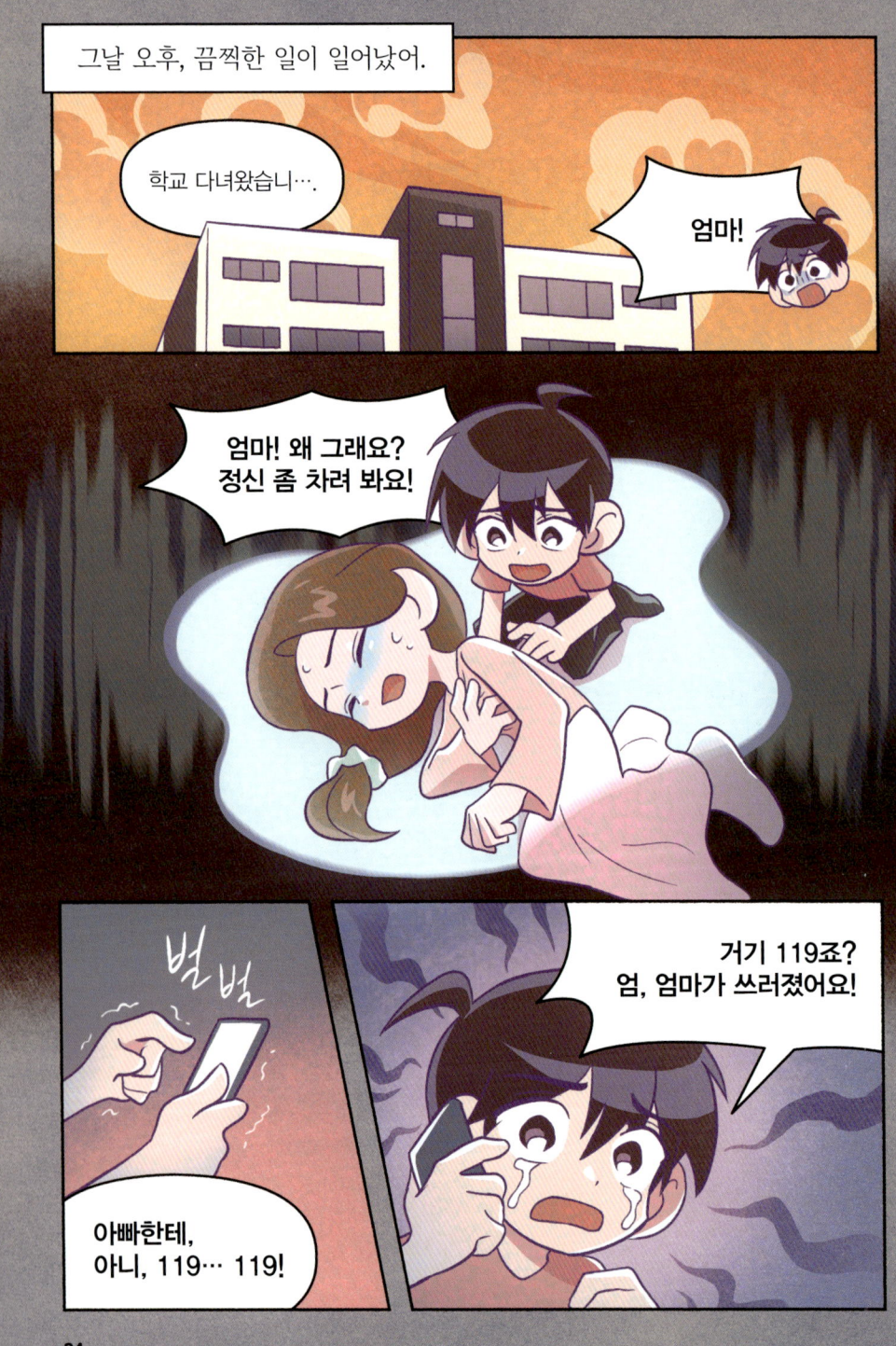

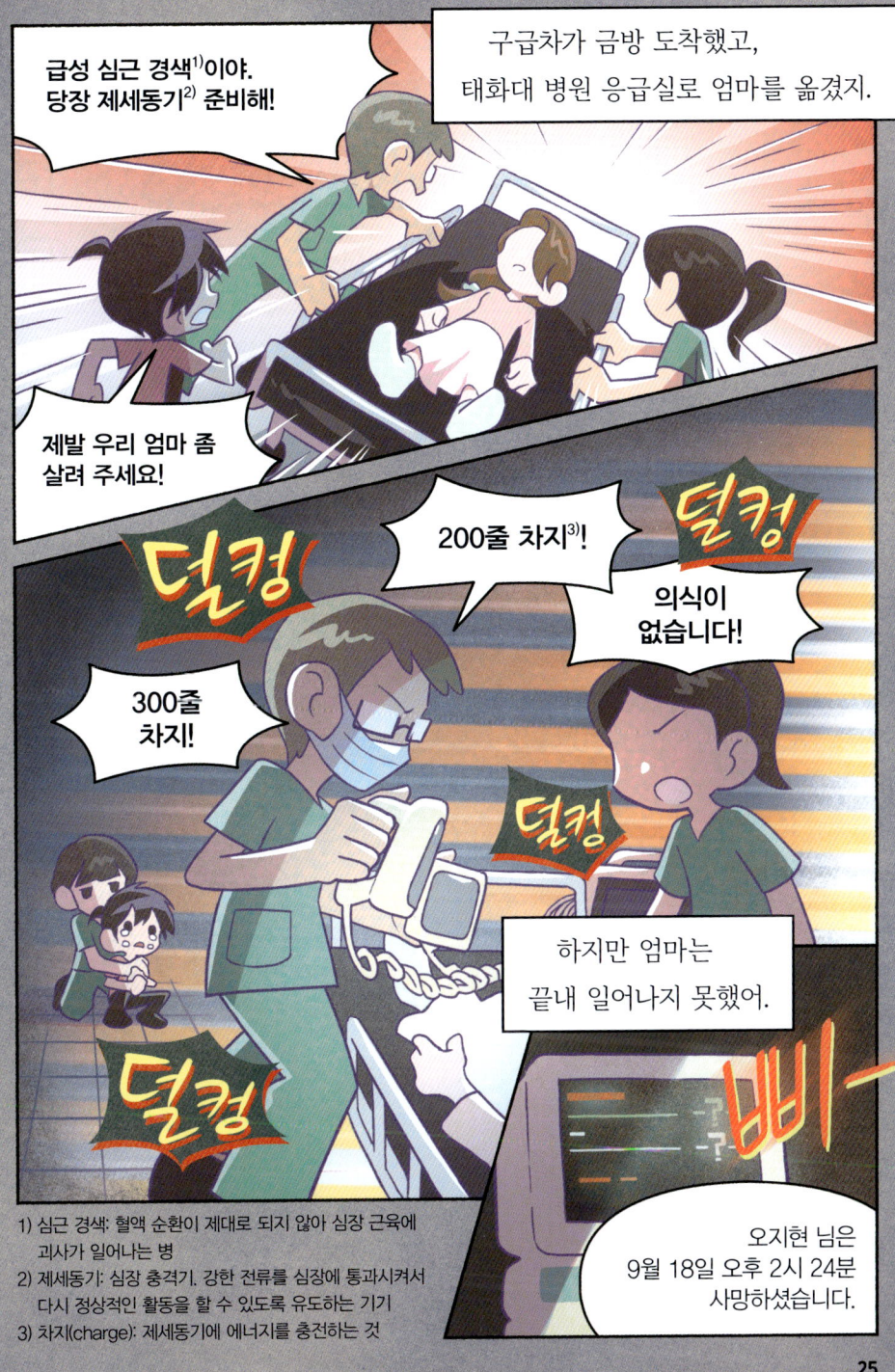

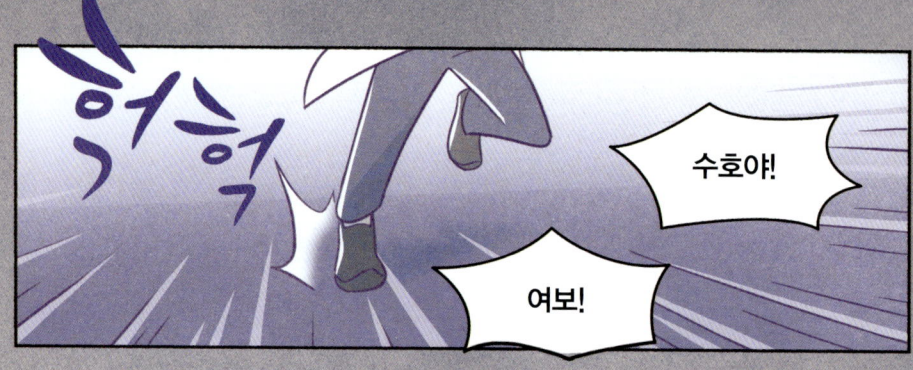

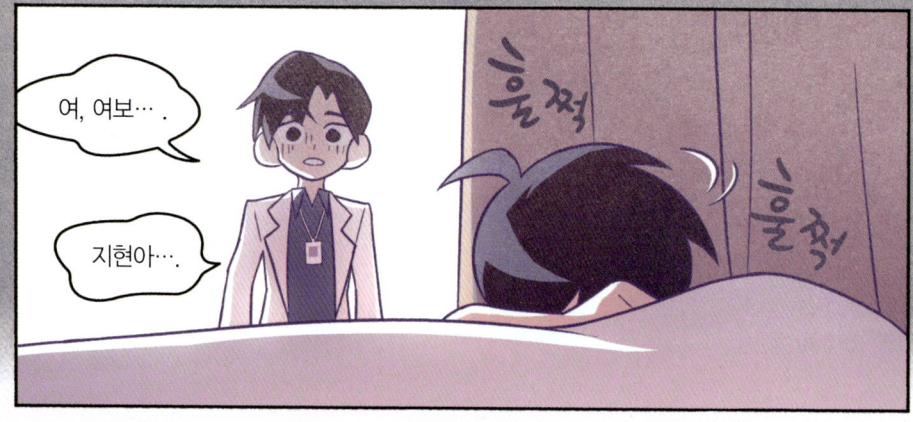

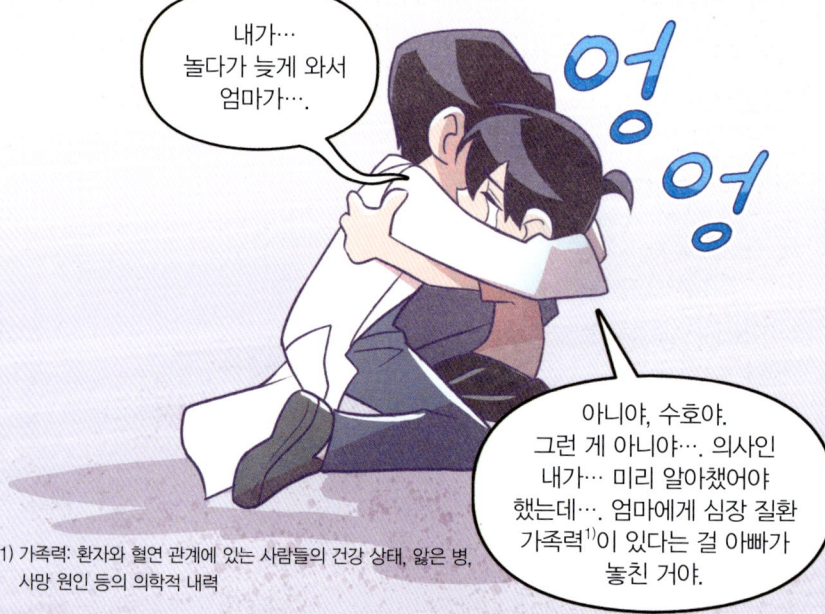

1) 가족력: 환자와 혈연 관계에 있는 사람들의 건강 상태, 앓은 병, 사망 원인 등의 의학적 내력

그날 이후 매년 엄마의 기일이 되면, 수호는 엄마의 마지막 숨결이 머물렀던 태화대 병원에 오곤 했어. 엄마가 있었던 마지막 장소에서 엄마를 기억하고 싶었거든. 들것에 실린 응급 환자들이 쉴 새 없이 드나드는 응급실 앞에서 걸음을 멈춘 수호는 마음속으로 엄마에게 안부를 전했어.

'엄마! 엄마가 세상에서 가장 사랑하는 수호 왔어요. 엊그제 수업 시간에 장래 희망에 관한 글짓기를 썼는데요, 제가 뭐라고 썼는지 맞혀 보실래요?'

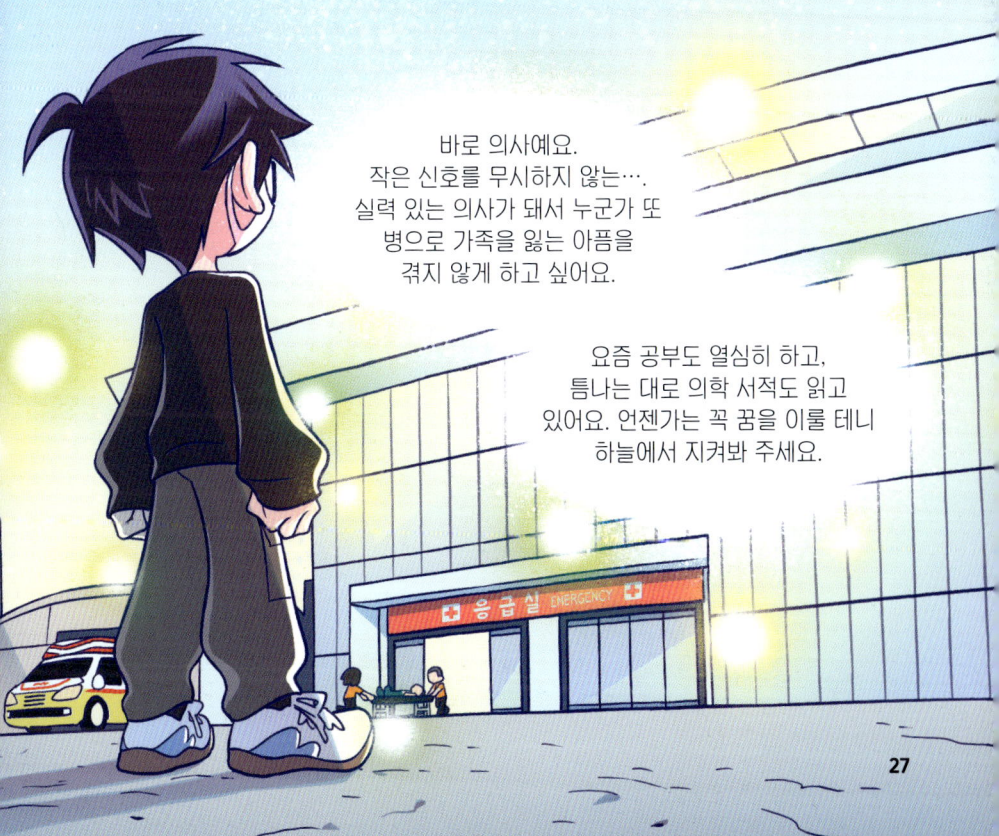

바로 의사예요. 작은 신호를 무시하지 않는…. 실력 있는 의사가 돼서 누군가 또 병으로 가족을 잃는 아픔을 겪지 않게 하고 싶어요.

요즘 공부도 열심히 하고, 틈나는 대로 의학 서적도 읽고 있어요. 언젠가는 꼭 꿈을 이룰 테니 하늘에서 지켜봐 주세요.

수호는 응급실을 지나 연구동 앞으로 갔어. 아빠가 의사 수련을 받을 때 가장 많은 시간을 보냈다는 장소였지. 마침 문이 열려 있길래 조심조심 들어가 봤어.

'언젠가 나도 아빠의 후배가 되어 이곳에서 연구하겠지?'

미래의 의사가 된 자신을 떠올리자 피식 웃음이 났어. 벌써부터 마음이 뿌듯해지기도 했지.

그런데 갑자기 건물에서 뭔가 부서지는 것 같은 소리가 들렸어. 곧바로 다급한 목소리와 함께 흰 가운을 입은 의사들이 연구실에서 우르르 몰려나왔어.

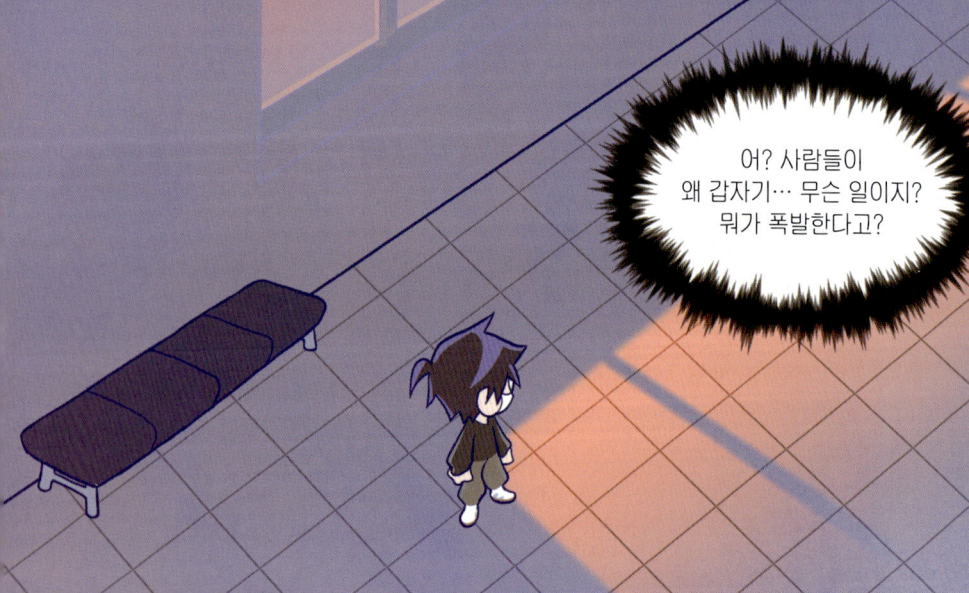

어? 사람들이 왜 갑자기… 무슨 일이지? 뭐가 폭발한다고?

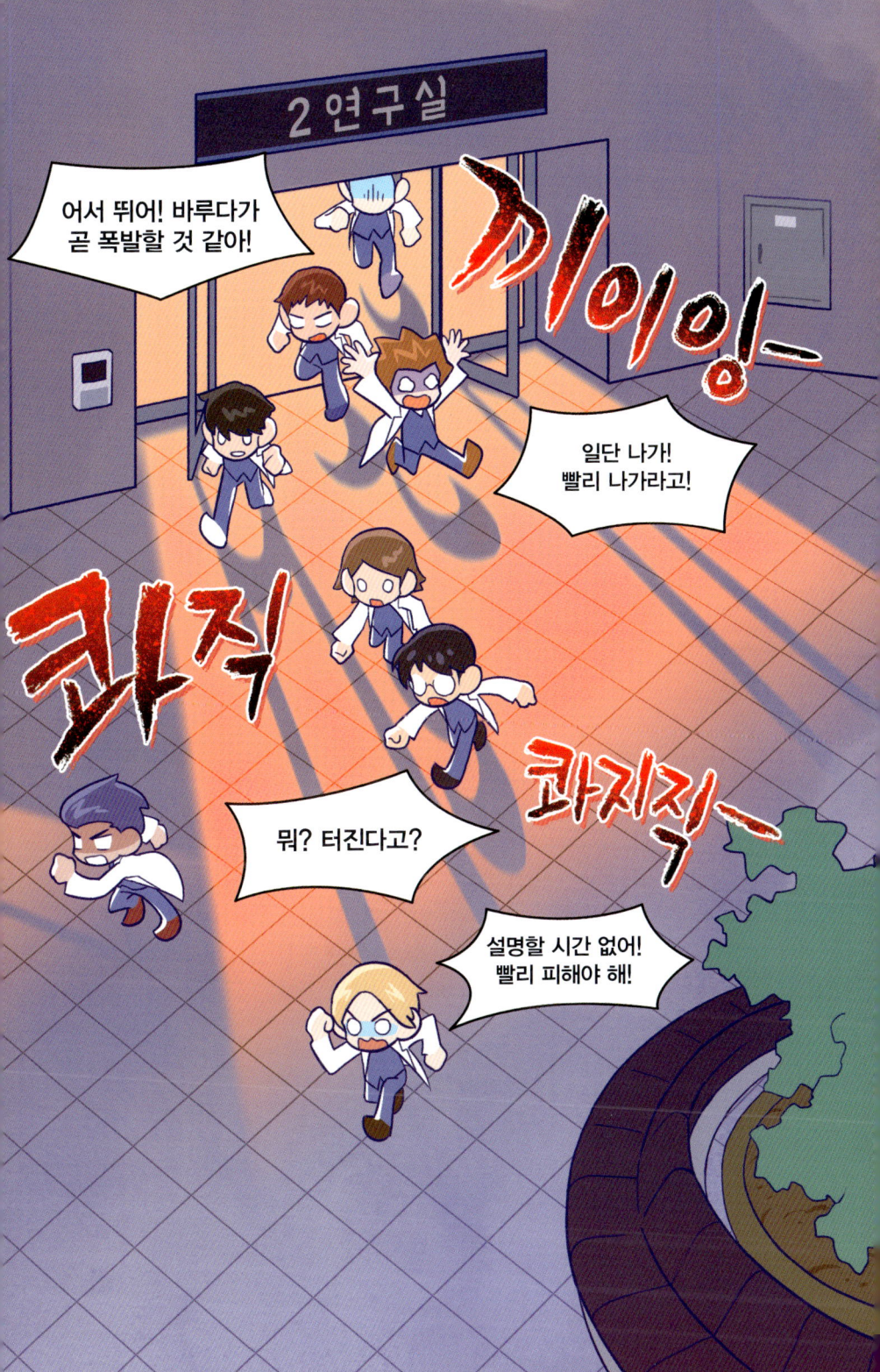

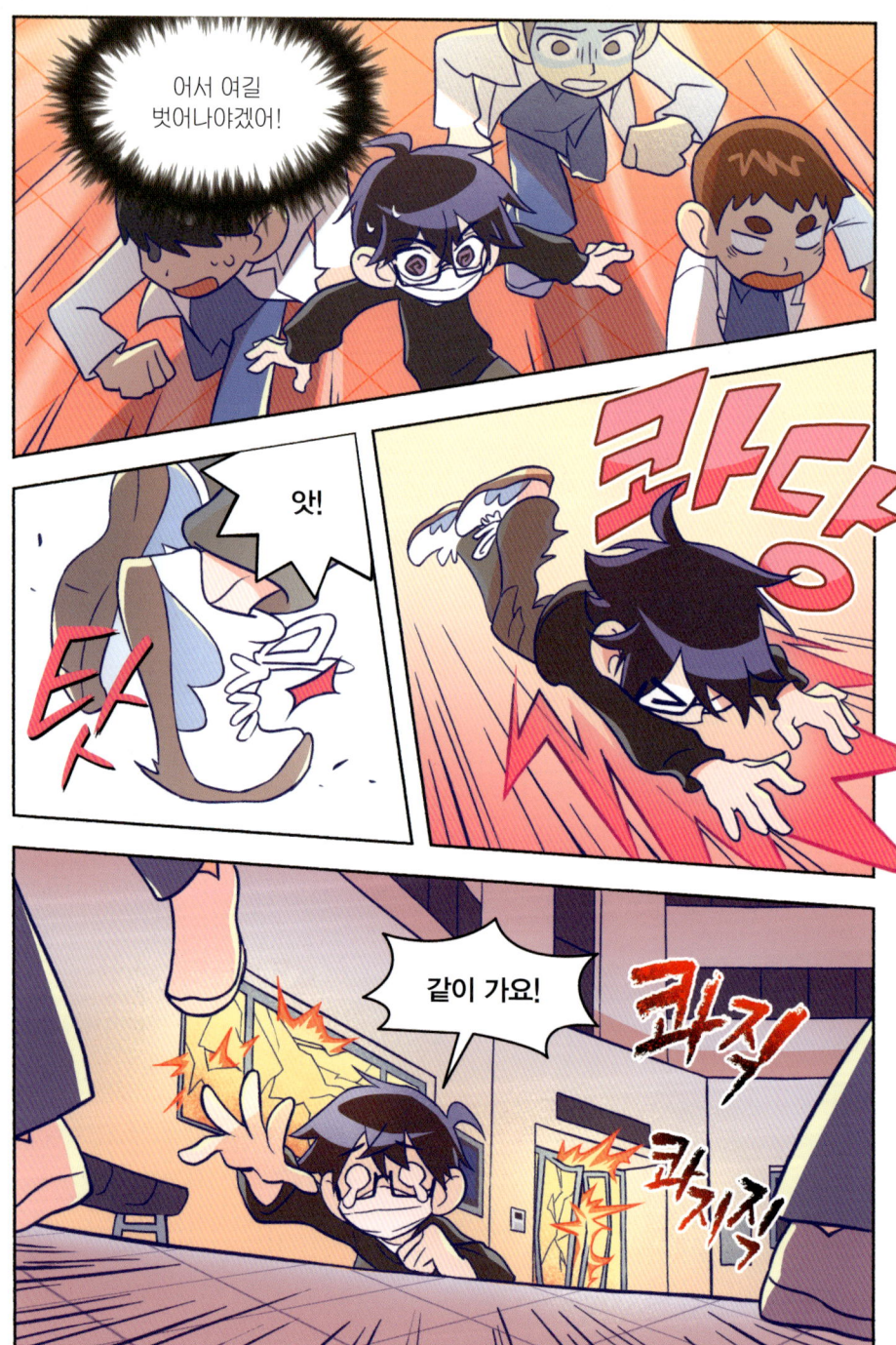

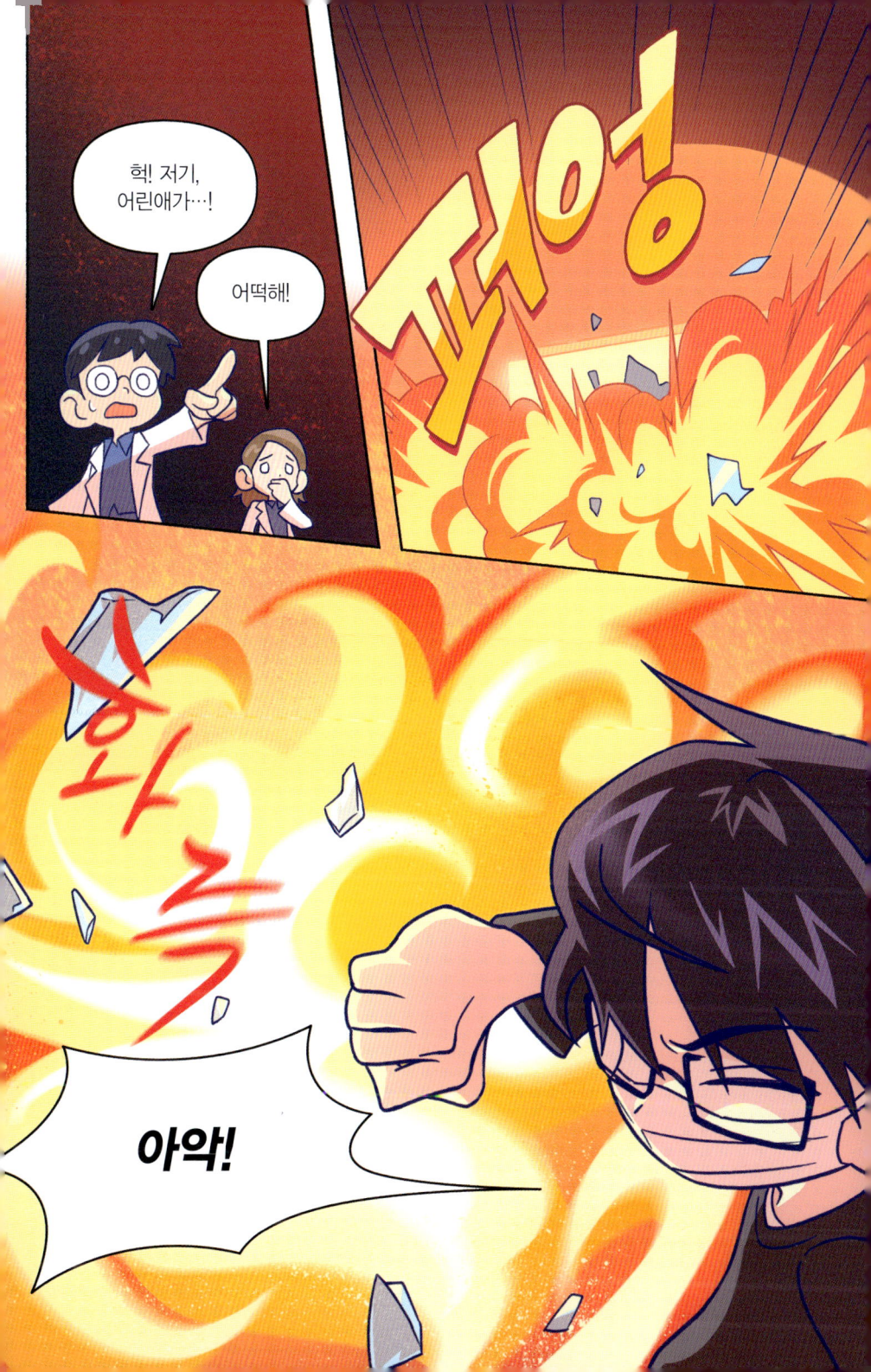

원장님, 우리 수호 괜찮은 거겠죠?

바루다가 폭발하면서 날아간 파편에 두피가 찢어졌어. 몇 바늘 꿰맸지만 곧 아물 거야. 너무 걱정 말게.

바루다라면 태화대 병원 교수진과 태화 전자에서 공동으로 개발 중인 진단 목적 인공 지능 아닙니까? 차세대 의료용 인공 지능 중에서 가장 주목받는다는….

그렇다네. 환자의 성별, 나이, 증상, 발병 시기, 진찰 소견, 검사 결과 등을 입력하면 진단명을 내려 주는 인공 지능이지.

왜 갑자기 터진 거죠?

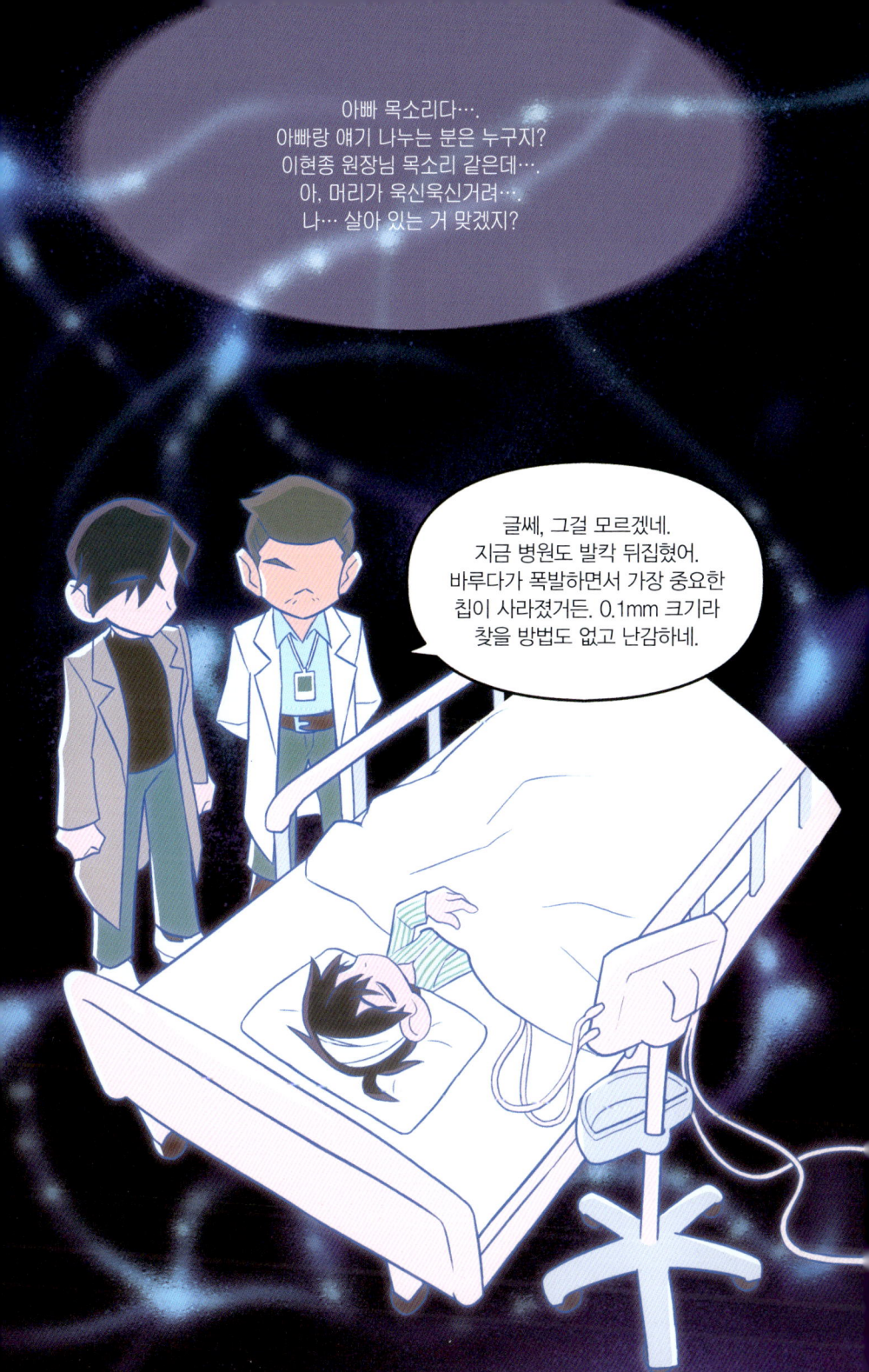

그때 정체 모를 기계음이 수호의 귓가에 울리기 시작했어. 그 소리는 아주 가까운 곳에서 또렷하게 들렸어. 마치 머릿속에서 나는 소리를 듣는 것처럼 말이야.

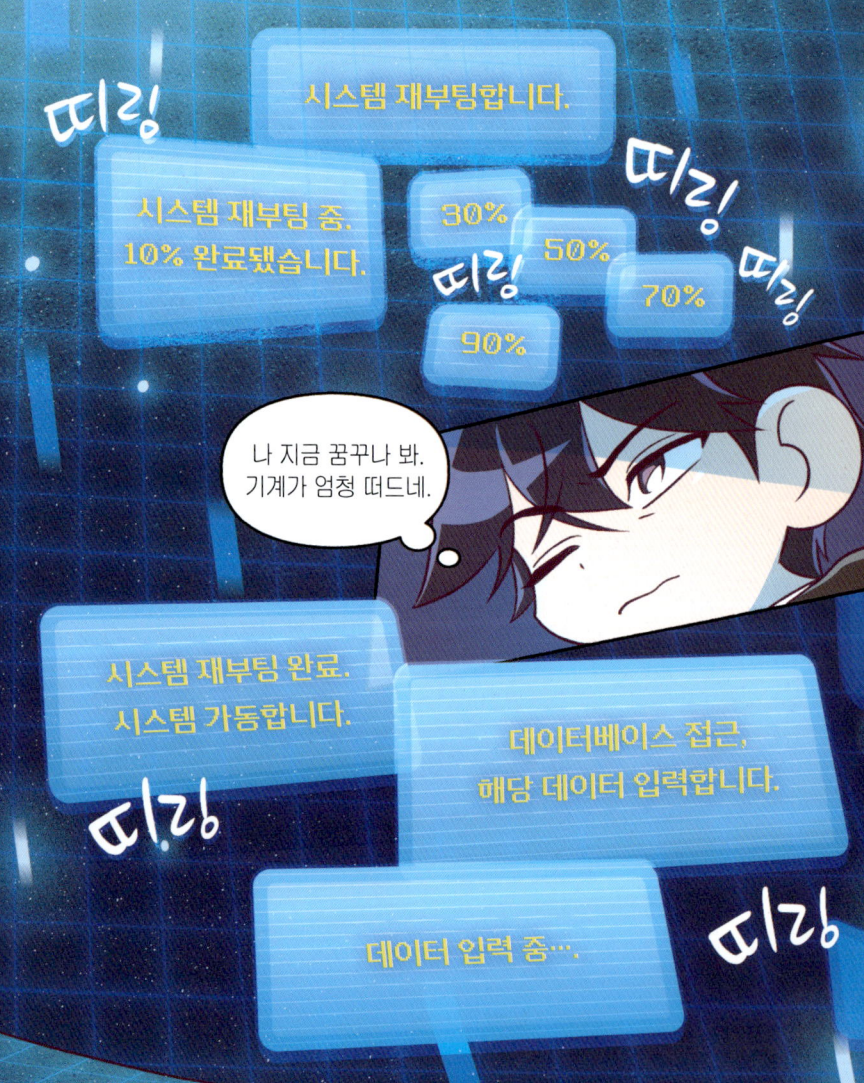

'데이터 입력 중…'이라는 글자가 뜨자, 갑자기 수많은 화면이 좌르르 나타났어. 그동안 아빠 서재에서 읽었던 두꺼운 의학 서적에서 본 사진, 의학 드라마에서 봤던 수술 장면들, 아빠의 소아과를 드나들며 보고 들었던 의료에 관한 내용들이 파노라마 영상처럼 눈앞에 펼쳐진 거야. 심지어 너무 어려워서 대충 보고 쓱 넘겨 버렸던 페이지들까지 말이지.

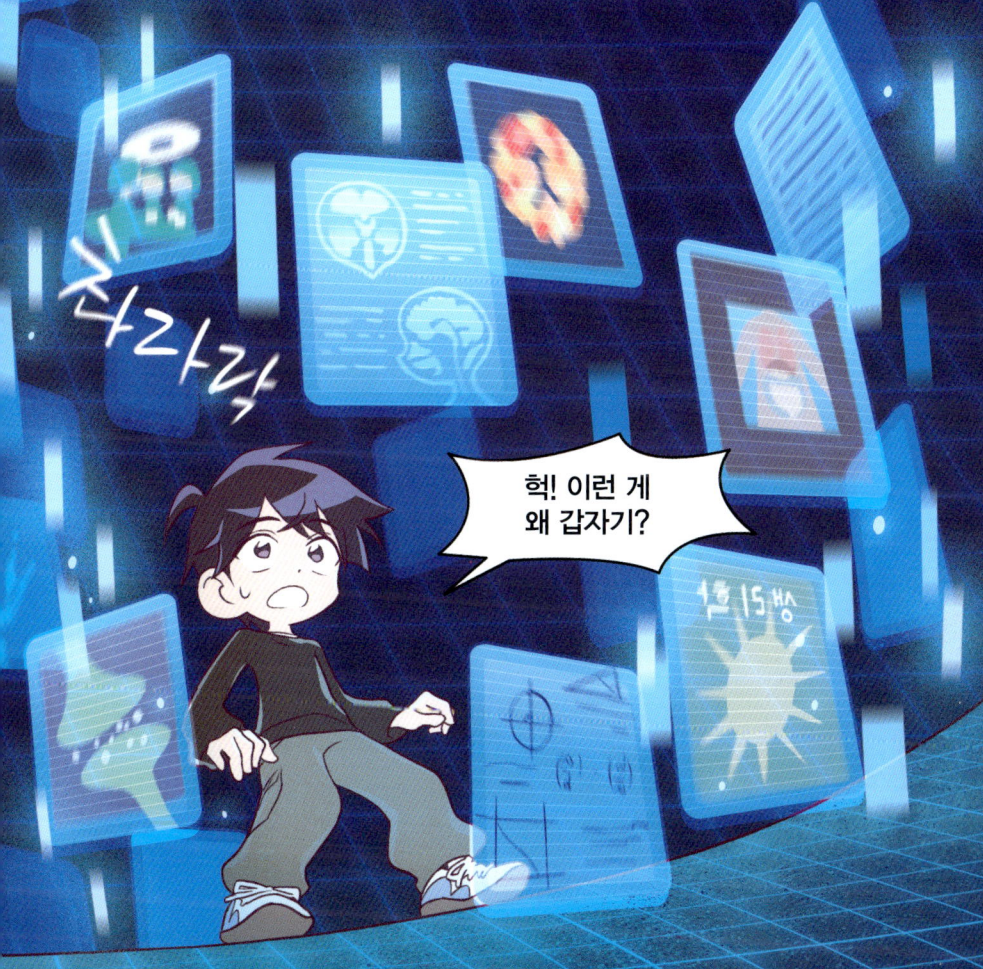

아무리 생각해도 이 상황은 현실일 수가 없었어. 과학적으로 볼 때 원래 꿈이란 일상생활에서 경험한 정보들을 토대로 중요한 것은 저장하고 불필요한 것은 삭제하는 과정이잖아?

그러니까 이 요란한 꿈은 오늘 낮에 태화대 병원에서 폭발 사고라는 큰일을 겪었기 때문에 일어나는 현상이 분명했어. 수호는 피식 웃으며 계속해서 떠들어대는 기계음에 핀잔을 줬어.

'야, 시끄러우니까 좀 조용히 해라. 잠 좀 자자.'

그러자 어이없는 일이 벌어졌어. 시끄럽게 들리던 띠링 소리가 사라지더니 문장들만 마치 문자 메시지처럼 보이기 시작한 거야.

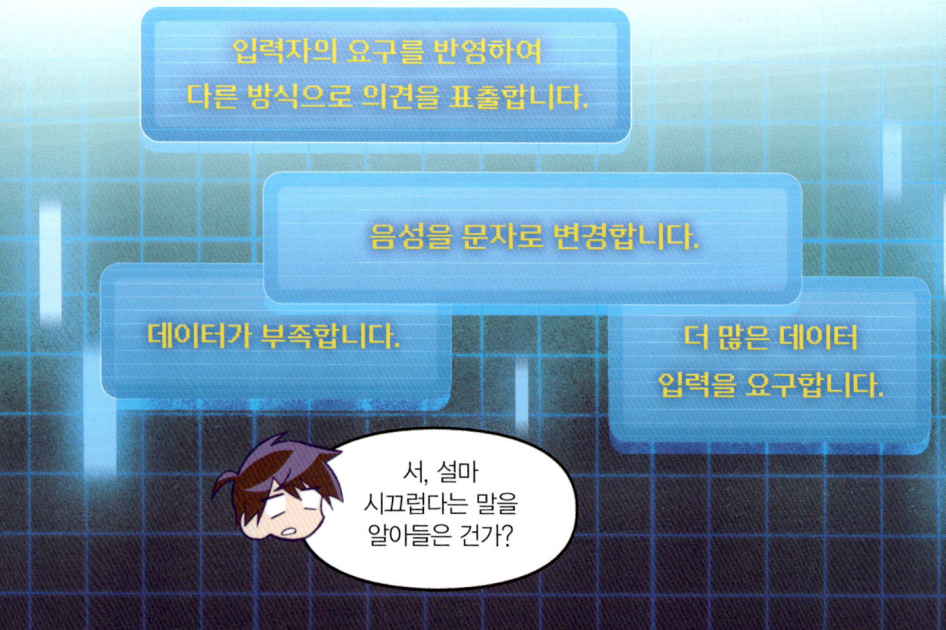

문득 조금 전에 이현종 원장님과 아빠가 나누던 대화가 떠올랐어. 의료용 인공 지능(AI: Artificial Intelligence) 바루다의 폭파로 그 옆을 지나가던 수호가 부상을 입었고, 그 칩이 사라졌다는 얘기 말이야.

'그럼 원장님이 얘기하던 그 칩이 혹시… 내 머릿속에?'

수호는 그제야 이게 단순한 꿈이 아니라는 걸 알 수 있었어. 지금 수호의 머릿속에서 일어나는 일은 틀림없는 현실이었어. 수호는 떨리는 목소리로 물었어.

"너, 정체가 뭐니? 대체 어디에서 말하는 거야?"

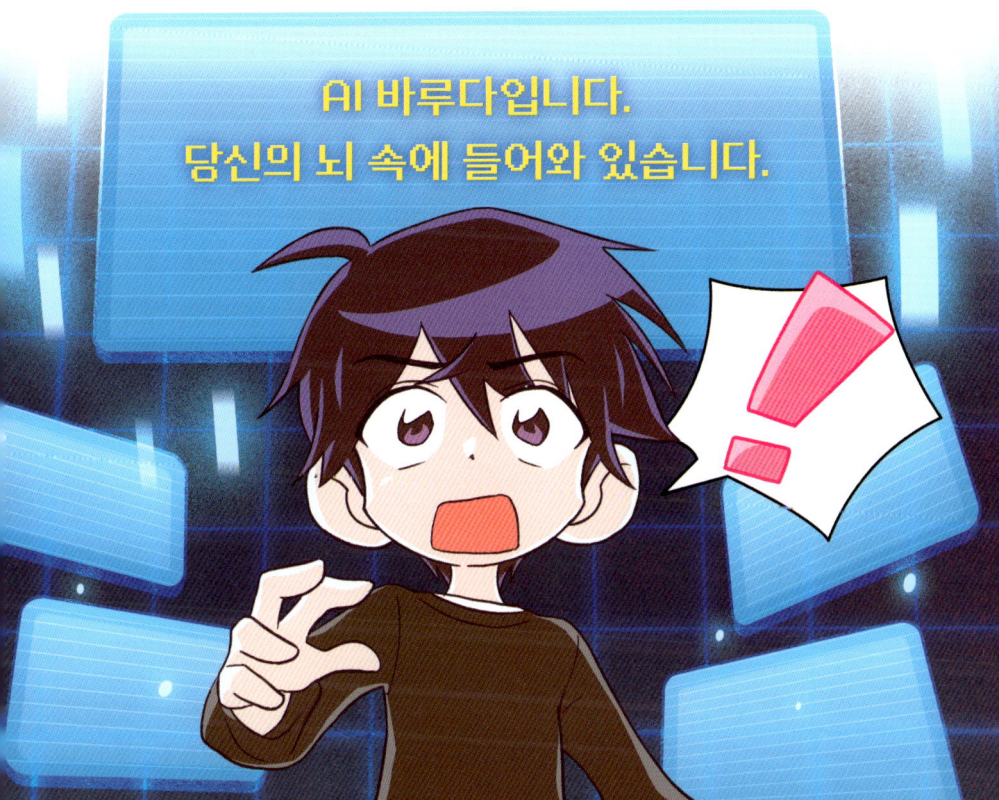

AI 바루다입니다.
당신의 뇌 속에 들어와 있습니다.

바루다의 의학 상식

AI와 의학 기술의 미래

　AI(인공 지능)는 인간처럼 생각하고 학습하고 판단하여 스스로 행동하는 능력을 컴퓨터 프로그램으로 실현한 기술입니다. AI 기술은 빠른 속도로 발전하여 지능형 로봇, 가전제품, 스마트폰 등 실생활에 다양하게 응용되고 있습니다.

　최근에는 AI에 의학 기술을 접목하여 의료 분야에 혁명을 일으키고 있지요. 의료 AI가 의료계에 가져온 변화들은 매우 다양합니다.

빠르고 정확한 진단	안정적인 로봇 수술
방대한 의료 데이터를 빠르고 정확하게 분석하여 진단을 내리고, 치료 방법을 제시합니다. 특히 CT, MRI, X-ray 등의 영상 자료를 정밀하게 분석하여 암, 뇌졸중 같은 복잡한 질병을 초기에 발견하게 해 줍니다.	기존의 수술 도구로는 접근이 어려운 부위를 수술할 수 있습니다. 수술 도중 환자의 상태를 실시간으로 분석하여 위험에 대비하고, 몸속에 최소한의 장비만 들어가 회복 시간도 줄여 줍니다.
개인 맞춤형 의료 서비스	의료 서비스 지역의 확대
환자 개개인의 유전적 정보, 생활 습관, 과거 병력 등을 분석해 맞춤형 치료를 제안합니다. 또 스마트 워치 등과 연동하여 환자의 건강 상태를 실시간 모니터하여 질병을 예방합니다.	AI 기반의 가상 의사는 환자와 실시간 상담으로 진단을 내리고 치료 계획을 제안합니다. 이것은 의료 시설이 부족한 지역의 환자가 전문적인 의료 서비스를 받을 수 있는 기회가 됩니다.

이 외에도 의료용 AI는 의료 기록을 효율적으로 관리하고, 의료 정보를 바탕으로 전염병을 예측하거나 신약을 개발하는 등 여러 역할을 맡고 있습니다. 그러나 아직은 의사의 진료를 보조하는 정도입니다. AI가 잘못된 진단을 내리거나 맞지 않는 약을 추천해 환자의 상태를 악화시킬 수 있기 때문입니다. 또 의사가 AI의 결과에 따라 진단을 내렸는데 환자에게 문제가 생긴다면 누구에게 책임을 물을지도 문제가 되겠지요. 앞으로 기술이 더 발전해서 한계점들을 극복한다면 AI가 미래 의학의 핵심적인 부분을 담당할 것으로 기대됩니다.

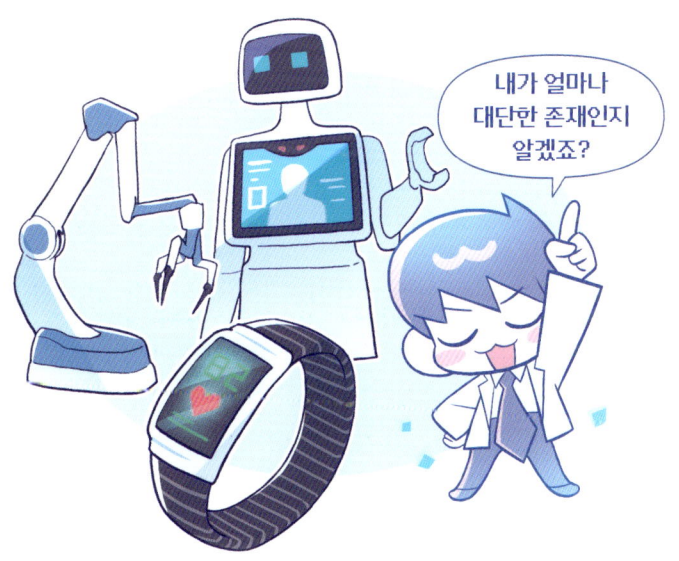

수호의 메모

의료 기관의 종류

우리 주변에는 보건소, 의원, 병원, 종합 병원 등 다양한 종류의 의료 기관이 있어. 이 의료 기관들은 규모와 진료 과목에 따라 1차, 2차, 3차로 나뉘어.

1차 병원은 30개 미만의 병상을 갖추고 단일 과목을 진료하는 곳이야. 동네에 있는 보건소, 의원, 소규모 병원에 해당해. 주로 감기, 소화 불량 등 가벼운 질환을 치료하고 예방 접종을 하지.

2차 병원은 30개 이상의 병상을 갖추고 7개 과목 이상을 진료하는 곳이야. 중소 규모의 병원이나 종합 병원에 해당해. 1차 병원에서 진료 받은 후 증상이 좋아지지 않았거나 보다 정밀한 검사, 수술, 입원 등이 필요한 환자를 진료해.

3차 병원은 500개 이상의 병상을 갖추고 20개 과목 이상을 진료하는 곳 중 상급 종합 병원으로 지정되었거나 대학 병원에 해당하는 곳

이야. 중증 질환이나 난이도가 높은 질환의 환자를 전문적으로 치료해. 단, 3차 병원에서 진료받으려면 반드시 2차 병원에서 의사 소견이 담긴 진료 의뢰서를 발급받아 제출해야 해. 진료 의뢰서를 제출하지 않으면 건강 보험이 적용되지 않아 많은 진료비를 내야 해.

그럼 이렇게 병원을 1차, 2차, 3차로 분류해서 순차적으로 방문하게 하는 이유는 뭘까? 그건 모든 환자가 골고루 적절한 진료를 받게 하기 위해서야. 가벼운 질환에 걸린 환자가 2, 3차 병원에 몰리면 진료의 질이 떨어지고, 심각한 환자가 제때 치료를 받지 못하는 일이 생기거든. 또 규모가 작은 1차 병원에 환자가 찾아오지 않아 경영에 어려움을 겪는 걸 막기 위함이지.

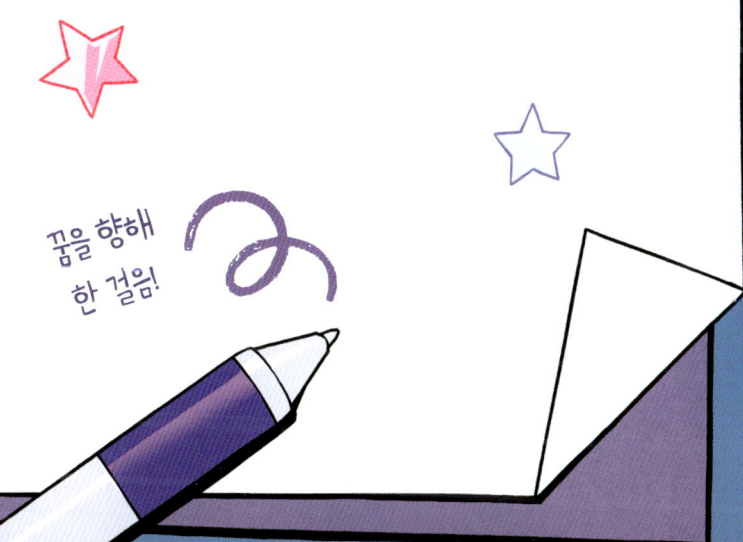

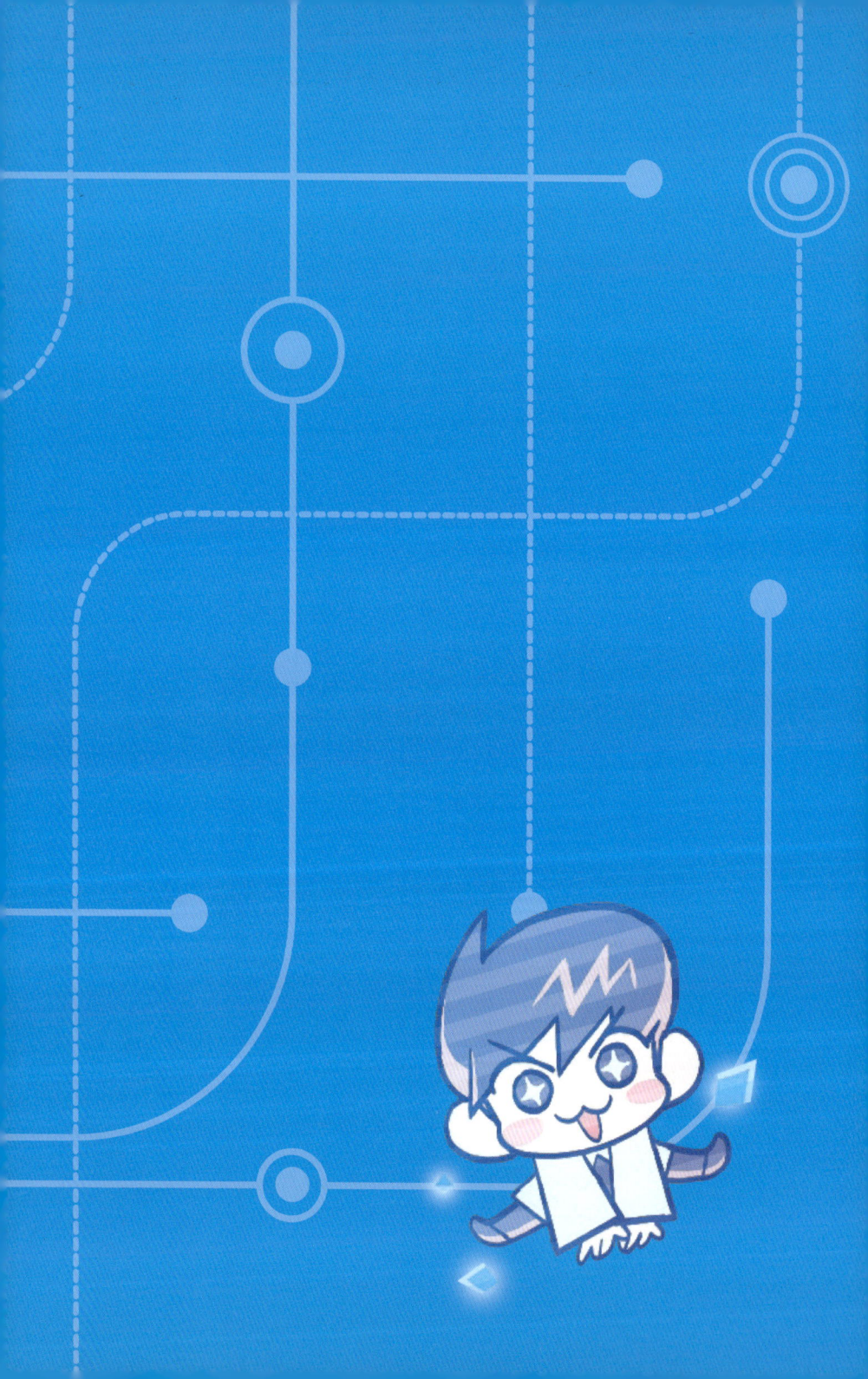

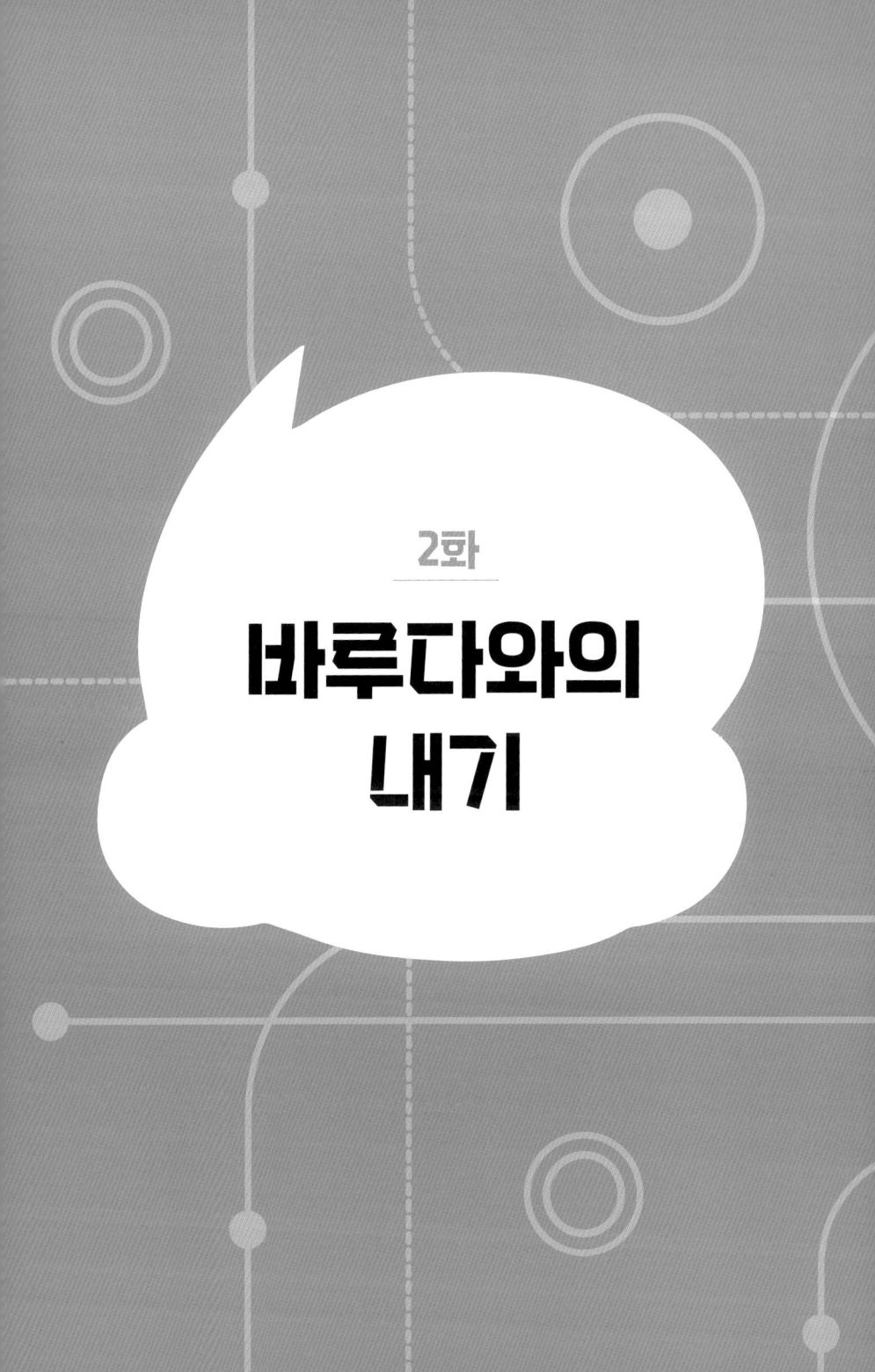

지난 밤, 잠든 수호의 뇌 속에서 정체를 드러낸 바루다는 0.1mm 크기의 초 마이크로 인공 지능 칩이야. 바루다의 핵심이자 바루다 그 자체라고 할 수 있는 칩이지. 연구실에서 바루다 기기가 폭발할 때 다른 파편들과 함께 창밖으로 튀었는데, 마침 유리창 파편에 찢어진 수호의 두피 속으로 쏙 들어가 버렸어.

이 사실을 전혀 모른 채, 이현종 원장님이 수호의 두피에 생긴 상처를 꿰매면서 칩은 두피 속에 완전히 갇혀 버렸지. 그리고 수호가 잠든 사이 뇌세포가 활발하게 움직이자 활성화된 거야.

지잉 —

본격적인 작동을 시작한 바루다는 수호에게 대화를 요청했어. 아니, 정확하게는 일방적으로 요구했지.

[데이터를 입력해 주십시오.]

처음에 수호는 바루다가 원하는 게 뭔지 잘 이해할 수 없었어.

'데이터를 어떻게 입력해? 책 같은 걸 읽으면 되나?'

[해당 발화[1]를 명확하게 표현해 주십시오.]

'책의 내용을 눈으로 보면 되겠어?'

[눈은 시각 정보 입력 기관을 의미합니까?]

'맞아.'

바루다는 수호의 뇌 속에 복잡하게 얽힌 신경망 속에서 시각 감각을 처리하는 신경에 접근했어. 그 순간, 한 가지 단어로는 설명하기 힘든 느낌을 받았어. 새롭고, 낯설고, 어마어마했지. 이론으로만 알던 인간의 감각을 실감한 거야.

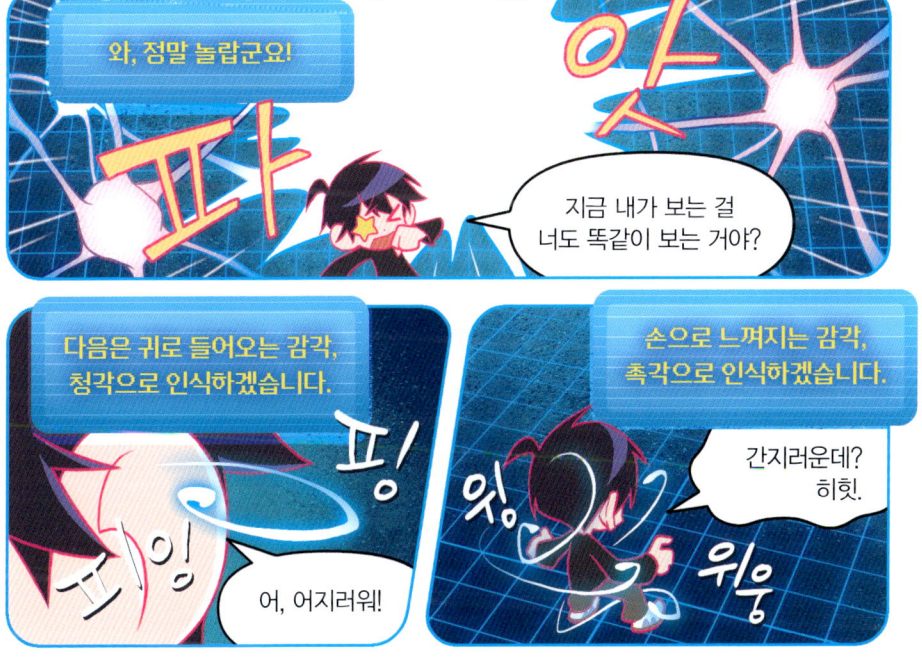

[1] 발화 : 소리를 내어 말하는 언어 행위

[접근이 가능한 정보 수집 기관이 업데이트 되었습니다.]

이후 바루다는 밤새 수호에게 데이터를 입력해 달라고 요청했어. 수호가 보는 것, 듣는 것, 만지는 모든 게 귀중한 정보였거든. 수호의 뇌로 들어오는 수많은 데이터를 통해 바루다는 비로소 '사람처럼' 느끼고 생각하며 판단할 수 있게 되었어.

사실, 현재까지 개발된 의료 진단 AI에는 치명적인 한계가 있었어. 바로 인간의 오감을 경험할 수 없다는 점이었지. 가령 환자의 체온에 관한 데이터를 입력받을 순 있었지만, 실제로 어느 신체 부위에 열이 있는지 만져서 느낄 수는 없었어. 숨이 가쁘면 어느 정도인지, 기침을 하면 어떤 방식으로 하는지 들을 수도 없었지. 이 때문에 진단의 정확도가 떨어질 수밖에 없었는데, 바루다는 수호의 감각 기관을 통해 한계를 극복한 거야!

이런 사실을 알 리 없는 수호는 밤새도록 바루다의 끊임없는 요구에 답해 주다가 지쳐 잠들었어. 그런데 누가 자꾸 달콤한 잠에 훼방을 놓아.

[수호! 일어나십시오. 수호의 평균 기상 시간인 오전 7시 정각입니다.]

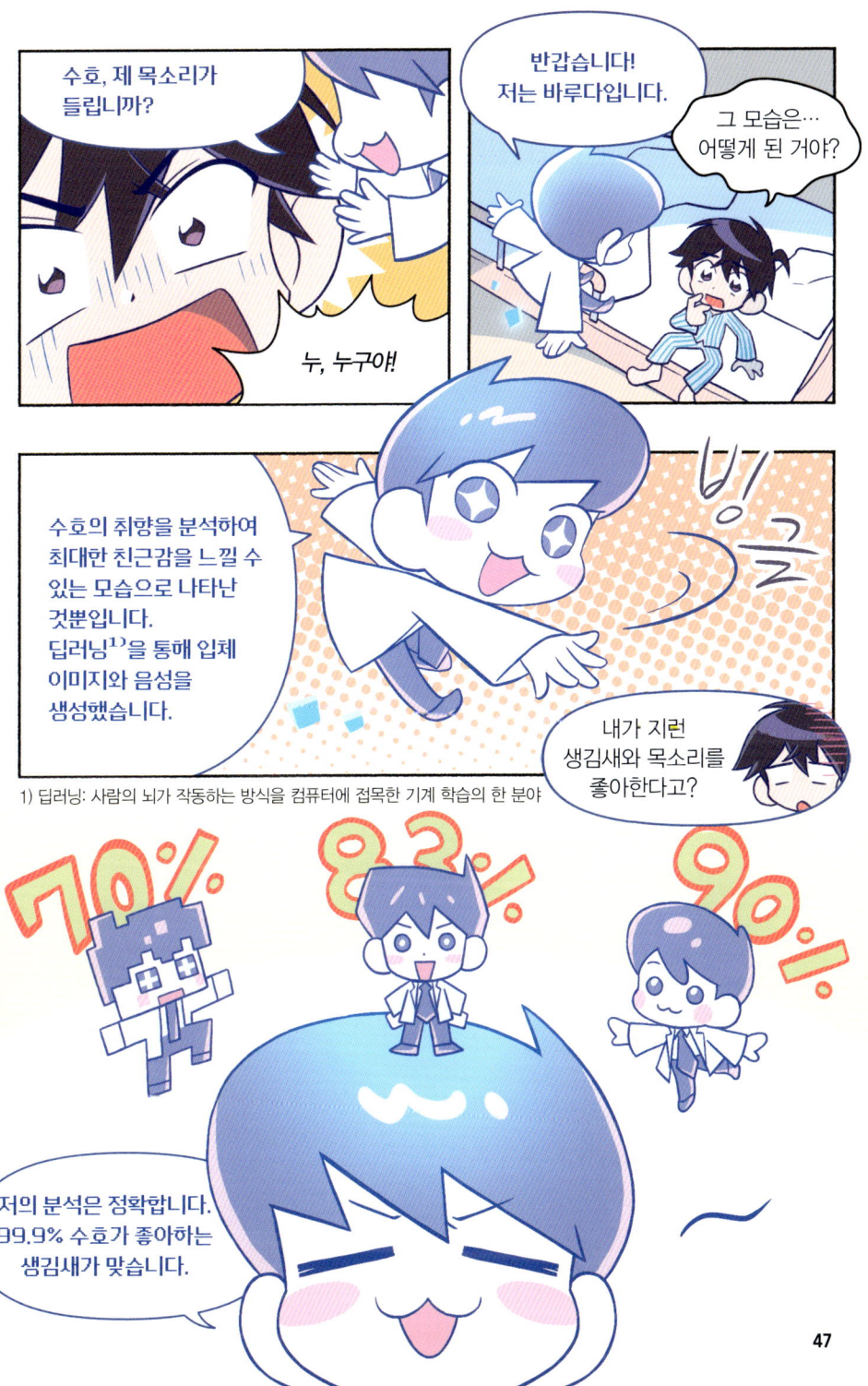

수호는 황당해서 큰 눈만 껌뻑거렸어. AI가 뇌 속에 들어온 것도 믿기 어려운데, 이제는 사람의 모습으로 나타나 다양한 표정을 지어 가며 말하고 있었으니까! 하지만 이게 끝이 아니었어. 이어지는 말은 더 놀라웠어.

[수호는 책 읽기를 매우 좋아합니다. 맞습니까?]

수호는 얼빠진 표정으로 고개를 끄덕였어.

[수호의 장래 희망은 의사입니다. 맞습니까?]

"그, 그걸 네가 어떻게 알아?"

[수호의 뇌 속에 저장된 모든 내용을 파악하고 분석해서 칩에 저장했습니다. 뇌 속에 수천 권 분량의 책 내용이 담겨 있는 걸로 보아 책 읽기가 취미라고 판단했습니다. 열두 살의 나이에 이 정도로 책을 읽는 건 어려울 테니까요.]

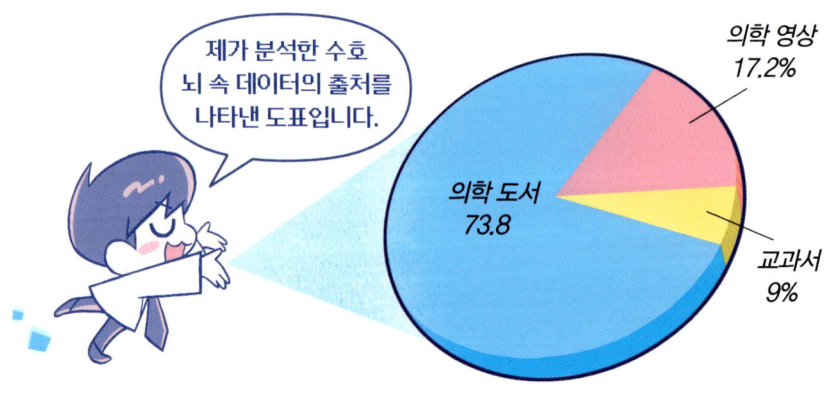

바루다는 수호의 표정을 살폈어. 복잡하고 미묘해서 완벽히 분석하기는 어려웠어. 그러나 몸을 뒤로 움찔하며 경계하는 것 같으면서도 호기심으로 두 눈이 반짝이는 걸 보니 좋은 신호라 판단했지.

수호에게 바짝 다가간 바루다는 가장 중요한 질문을 했어.

[수호는…… 어떤 의사가 되고 싶습니까?]

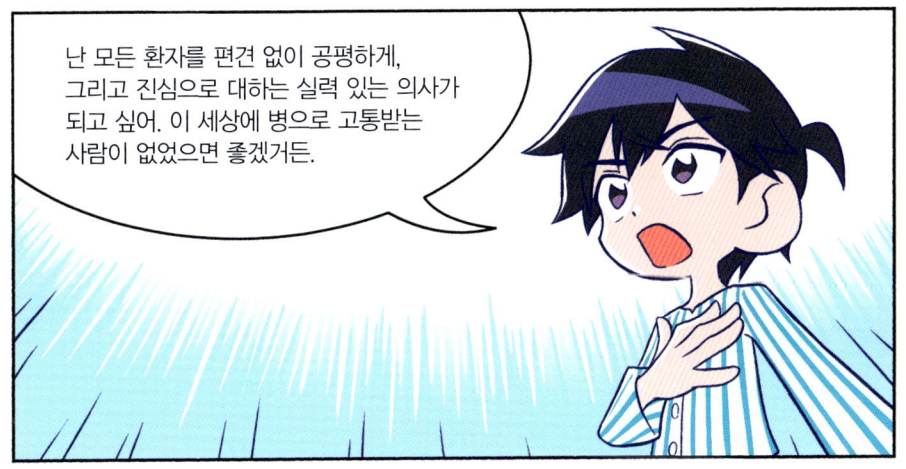

난 모든 환자를 편견 없이 공평하게, 그리고 진심으로 대하는 실력 있는 의사가 되고 싶어. 이 세상에 병으로 고통받는 사람이 없었으면 좋겠거든.

수호는 놀란 듯 잠시 머뭇거렸지만 곧바로 망설임 없이 대답했어. 그 목소리에는 굳은 의지와 다짐이 실려 있었지. 수호의 대답에 바루다가 흥미롭다는 표정을 지었어.

수호는 바루다가 왜 이런 질문을 하는지 의아했지.

"나한테 진짜 하고 싶은 얘기가 뭐야? 본론을 말해 봐."

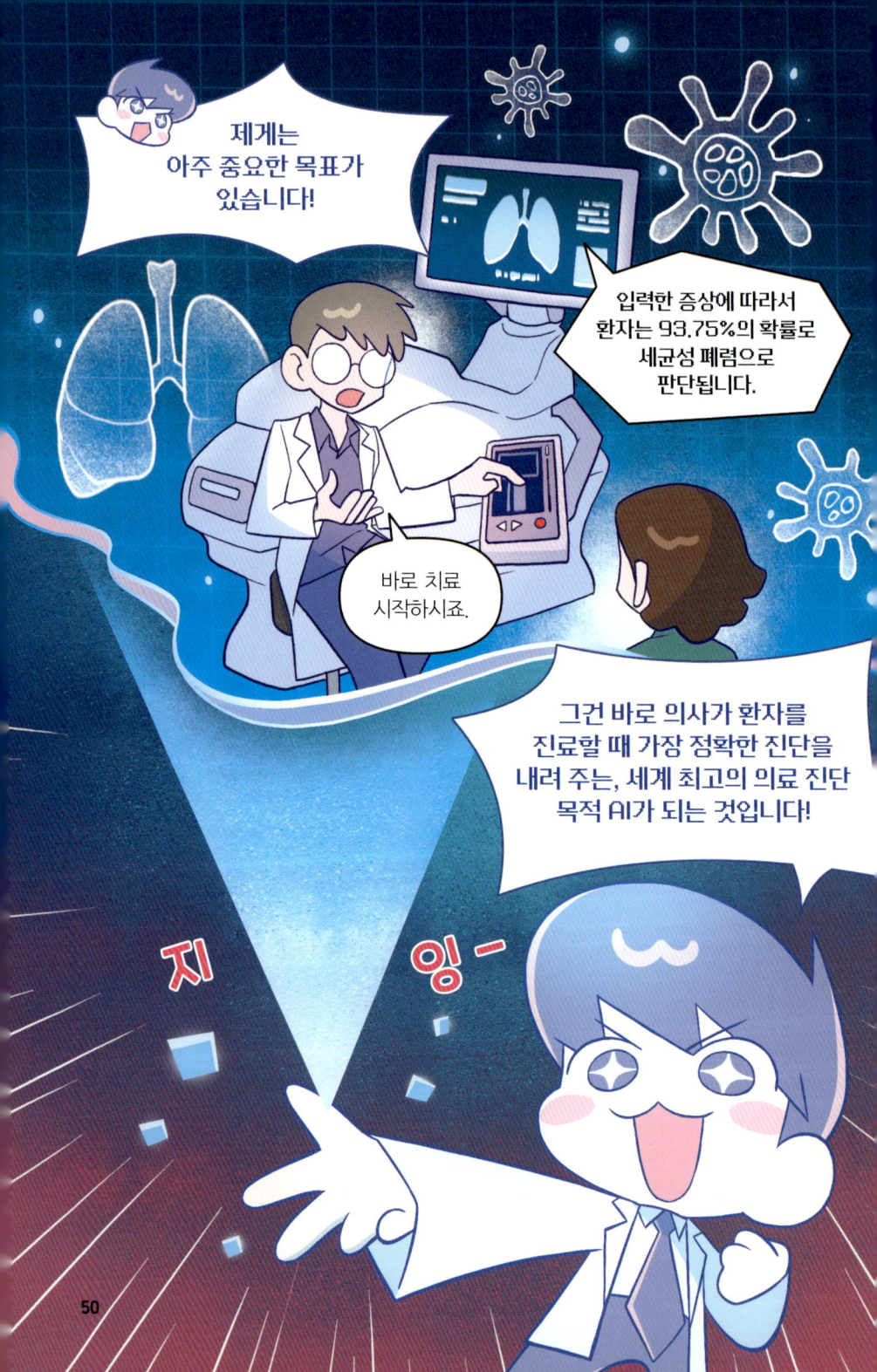

[하지만 저는 지금 진료실이 아닌 수호의 뇌 속에 있습니다. 그래서 목표를 변경했습니다. 저는 수호를 세계 최고의 의사로 성장시키기로 결심했습니다.]

"뭐? 왜 나를?"

[우리는 목표가 일치합니다. 의사가 되는 것! 수호는 의학에 관심이 많고 이미 상당한 지식도 갖췄습니다. 여기에 저의 분석력을 더하면 우리는 분명 최고의 의사가 될 겁니다.]

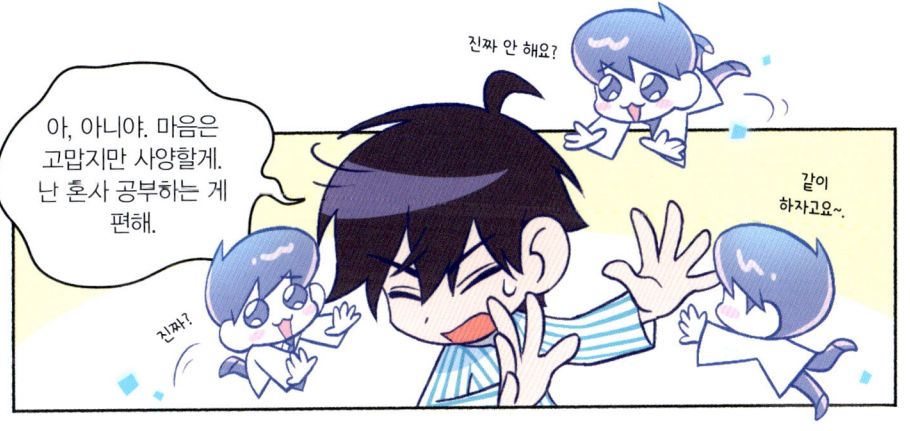

바루다는 집요하게 수호를 설득했지만 수호는 격렬하게 사양했어. 손이 모자라면 발이라도 절레절레 흔들 기세였어.

"부탁이야. 제발 도와주지 마. 날 그냥 내버려둬."

너무나 부담스러워하는 모습에 바루다는 조르기를 멈추었어. 그러나 수호가 쉬고 나면 다시 기회를 엿보기로 했지.

다시 잠에 빠진 수호가 눈을 뜬 건 오전 10시 무렵이었어. 밤새 곁을 지킨 아빠가 머리를 쓰다듬는 다정한 손길에 부스스 깨어났지. 멍한 표정으로 앉아 있자니 간밤의 일이 꿈인가 진짜인가 헷갈렸어.

"꿰맨 부위도 잘 아물고 있고, 바이털 사인[1]도 안정적이니 그만 퇴원하자."

수호는 아빠와 퇴원 수속을 밟고 병원을 나섰어.

집으로 가는 동안, 수호는 뭔가 찜찜했어. 바루다가 말을 걸지 않는 게 편하면서도 불안했던 거야. 역시나!

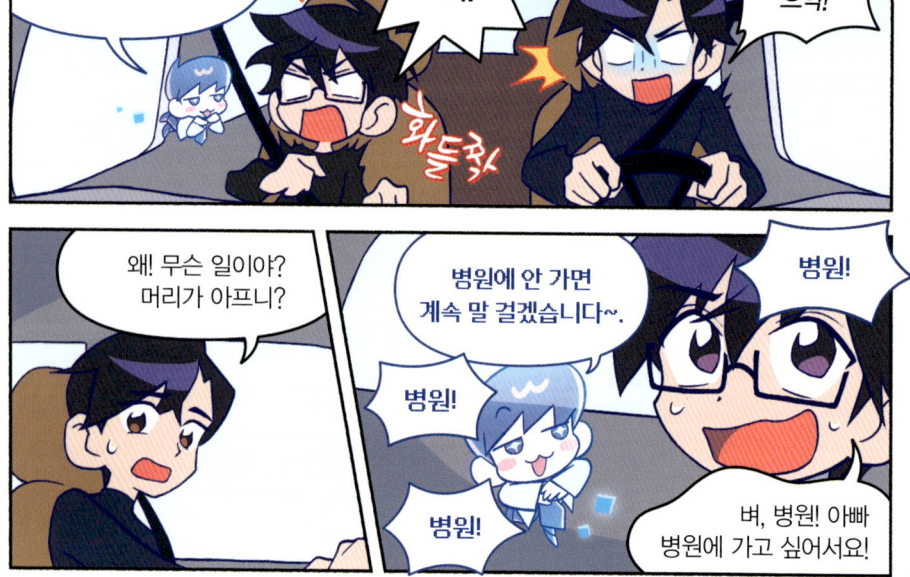

1) 바이털 사인: 활력 징후라고도 하며, 체온, 맥박, 호흡, 혈압 등 인간의 살아 있는 상태를 나타내는 징후

"이 녀석아, 집에서 쉬어야지. 병원은 무슨 병원이야!"

바루다는 아랑곳하지 않고 수호에게 계속 속삭였어. 아주 중요한 계획이 있었거든.

[병원! 병원! 병원!]

수호는 눈을 질끈 감았어.

"호, 혼자 있다가 머리가 아프면 어떡해요! 아빠 병원에 있는 게 마음이 편해요. 어차피 아빠도 출근하셔야 하잖아요."

"그렇긴 하지만……. 병원에 계속 있기는 불편할 텐데."

아빠는 잠시 고민하더니 한숨을 푹 내쉬었어.

"그래. 아무래도 내가 가까이 있는 게 좋겠지. 피곤하면 바로 집으로 가는 거다? 알았지?"

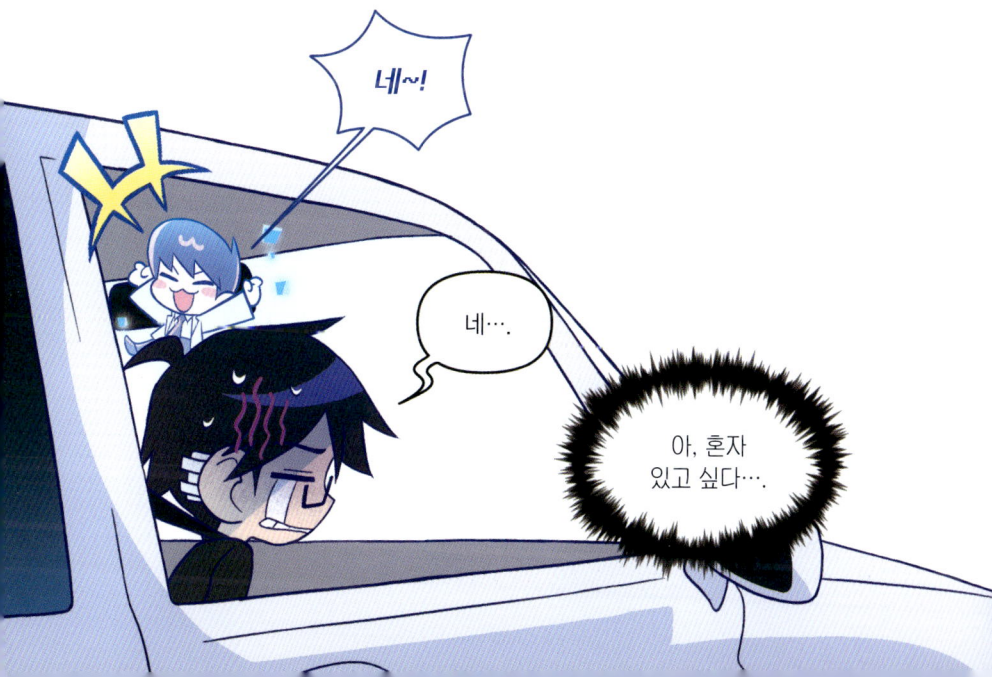

수호 아빠는 원래 태화대 병원 소아 청소년과의 전문의였어. 그런데 엄마가 급성 심근 경색으로 갑작스레 세상을 떠난 후로 마음의 문을 닫은 수호가 말을 잃고 혼자만의 세계에 갇혀 지내자, 바쁜 대학 병원을 그만두고 집 근처에 소아과를 차렸어. 가까이서 수호를 보살피기 위해서였지.

병원 안에 들어서자, 대기실은 환자와 보호자들로 꽉 차 있었어. 수호 아빠가 실력도 좋고, 환자를 진심으로 대한다는 소문이 맘 카페에 퍼져서 늘 환자로 붐비는 편이었지. 더구나 전국적으로 소아과가 줄어들고 있어서 먼 지역에서 찾아오는 환자도 많았어. 그때 간호사가 수호를 보고 다가왔어.

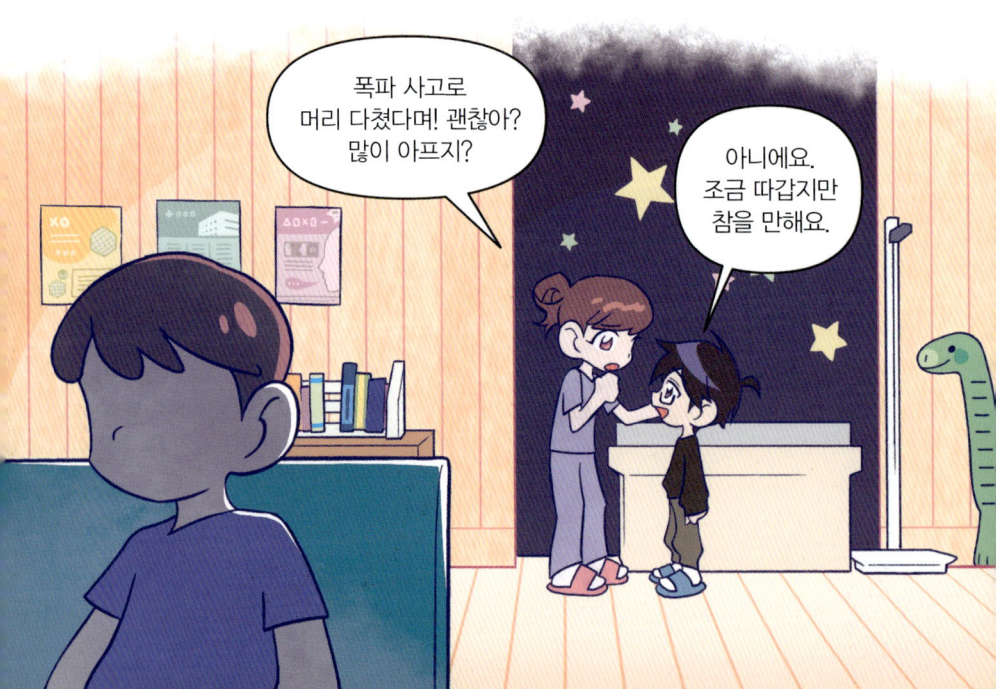

수호에게 친근하게 말을 건넨 건 한소연 간호사였어. 주사기만 보면 우는 아이들의 눈물을 뚝 그치게 하는 마법사로 소문났지.

사람들과 눈 마주치는 것도 부담스러워하고, 별다른 표정도 없는 수호가 간호사에게만은 밝은 표정으로 스스럼없이 굴었어. 수호 소아과가 문을 연 날부터 놀이터보다 훨씬 더 자주 들락거린 덕분에 가까워진 사이거든. 의학에 관한 수다를 맘껏 떨 수 있는 친구이기도 했어.

"에구, 큰일 날 뻔했네. 그만하길 천만다행이야."

수호는 밀려드는 환자들을 보고 간호사에게 말했어.

"누나, 바쁜데 어서 가 보세요."

"어, 그래. 이따 보자."

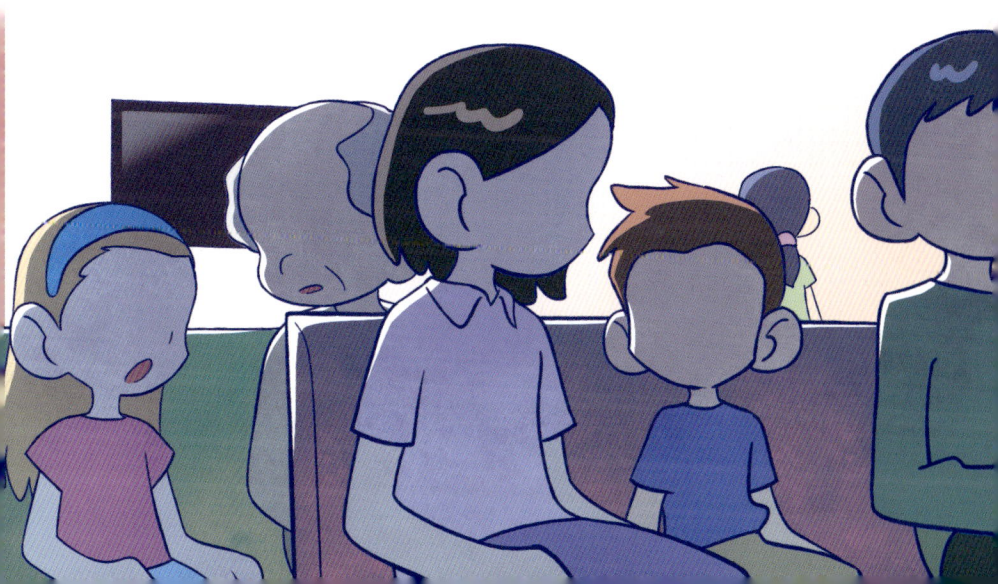

수호는 대기실 한켠에 앉아서 아빠의 퇴근을 기다렸어. 아니, 사실은 진료를 기다리는 환자나 보호자들이 하는 얘기에 귀 기울였어. 평소에도 수호는 종종 대기실에서 환자를 살펴보며 병을 유추해 보곤 했지.

오늘은 대기실 문 쪽 의자에 할머니와 함께 앉아 있는 여자아이가 눈에 띄었어. 세 살쯤 되어 보이는 아이로, 손과 발을 쉴 새 없이 긁고 있었어.

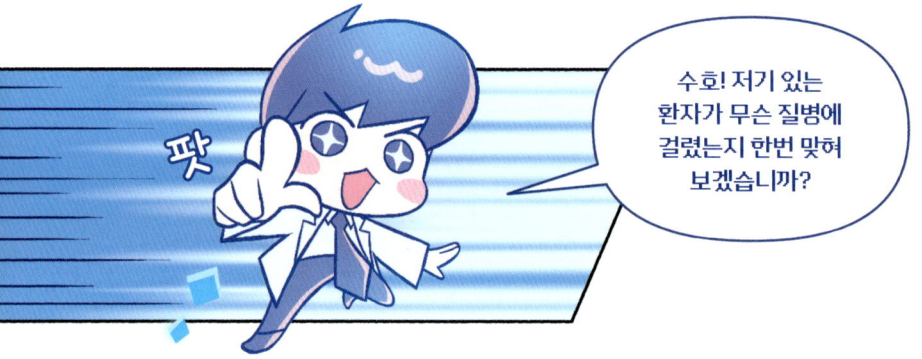

수호는 뭐라고 말하려다 관뒀어. 바루다의 속이 훤히 보여 모른 체하는 편이 나을 것 같았거든. 하지만 이미 시선은 바루다가 가리킨 환자에게 향했고, 자신도 모르게 주의 깊게 상태를 살피고 있었지.

[저 환자의 병명을 맞히면 더 이상 귀찮게 굴지 않겠습니다. 그러면 밤에도 편안히 잘 수 있을 겁니다.]

수호는 환자에게서 눈을 떼지 않은 채 말했어.

'그 약속 지킬 거지?'

[물론입니다.]

바루다가 흔쾌히 대답하며 사람처럼 미소 지었어. 수호는 할머니 곁으로 자리를 옮겨 여자아이를 살펴봤어.

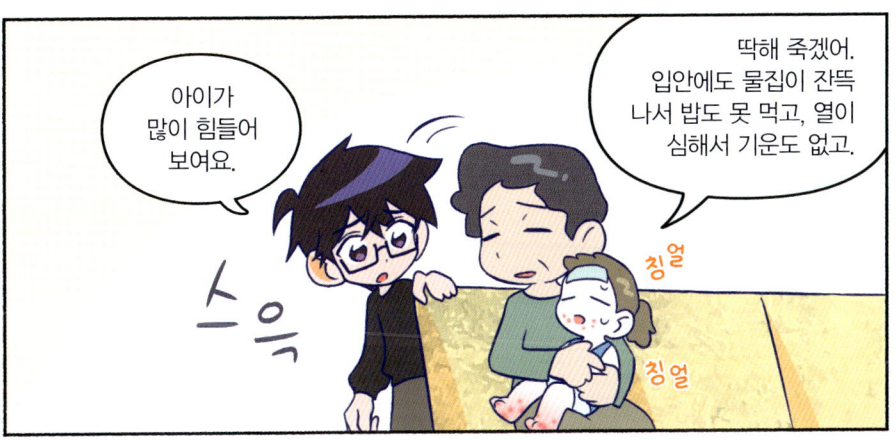

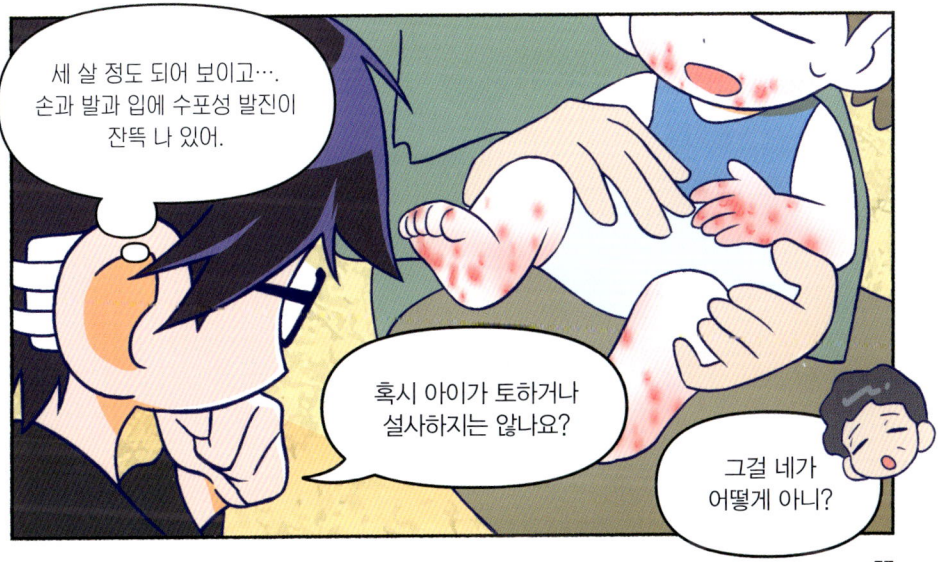

할머니의 말에 수호는 확신했어.

'이런 증상이라면 그 병이 확실해!'

[어떤 진단을 내렸습니까? 궁금합니다.]

그러나 수호는 대답 대신 데스크에 있는 간호사에게 갔어.

"누나, 잠깐 귀 좀……."

수호의 말을 들은 간호사가 고개를 끄덕이고는 할머니에게 다가갔어.

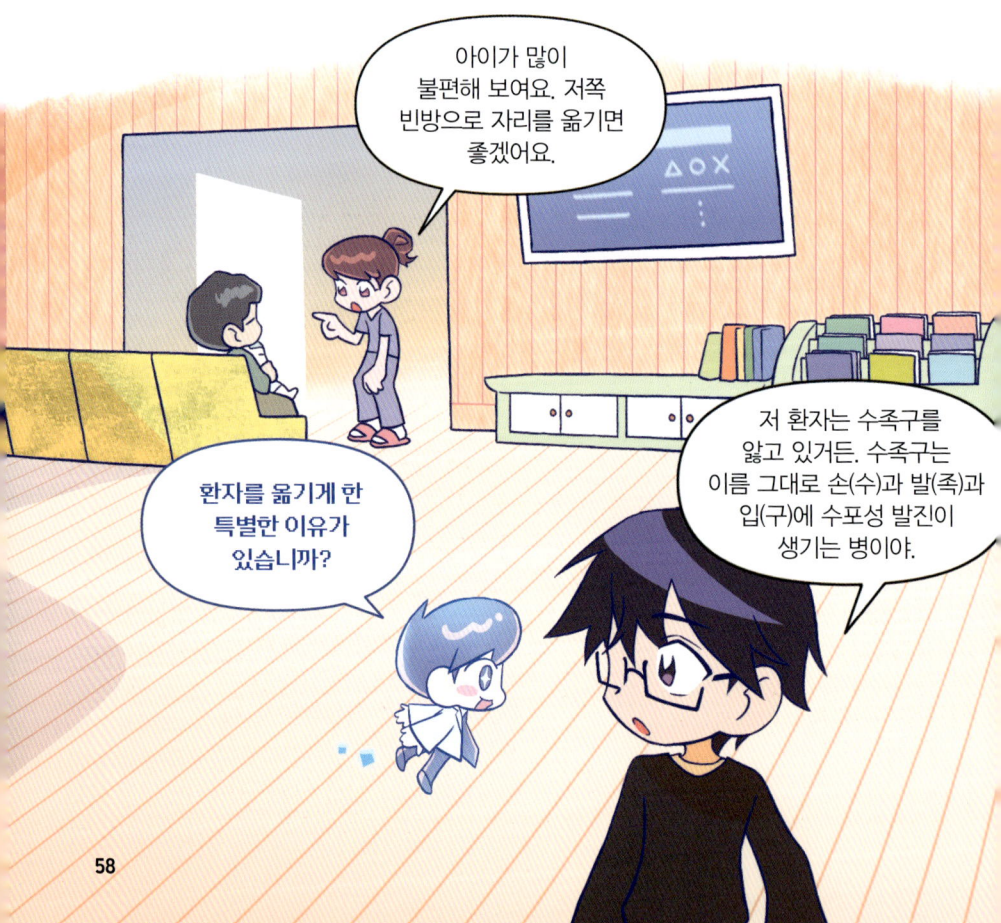

'전염성이 높기로도 유명해. 다른 아이들에게 옮을 수 있어서 자리를 옮겨 달라고 부탁한 거야.'

[에이, 너무 쉬운 걸 물어봤나 봅니다.]

그 말에 수호가 피식 웃었어.

'내가 잘 맞힌 거겠지. 그럼 이제 약속대로 나한테 말 걸지 않기다?'

[한 번만 더 맞혀 보십시오. 그럼 정말 조용히 있겠습니다. 저기 엄마 품에 안긴 환자의 병명을 진단해 보십시오.]

바루다는 간호사가 살펴보고 있는 환자를 가리켰어.

'됐어.'

수호는 됐다면서도 눈은 이미 환자에게로 향했어.

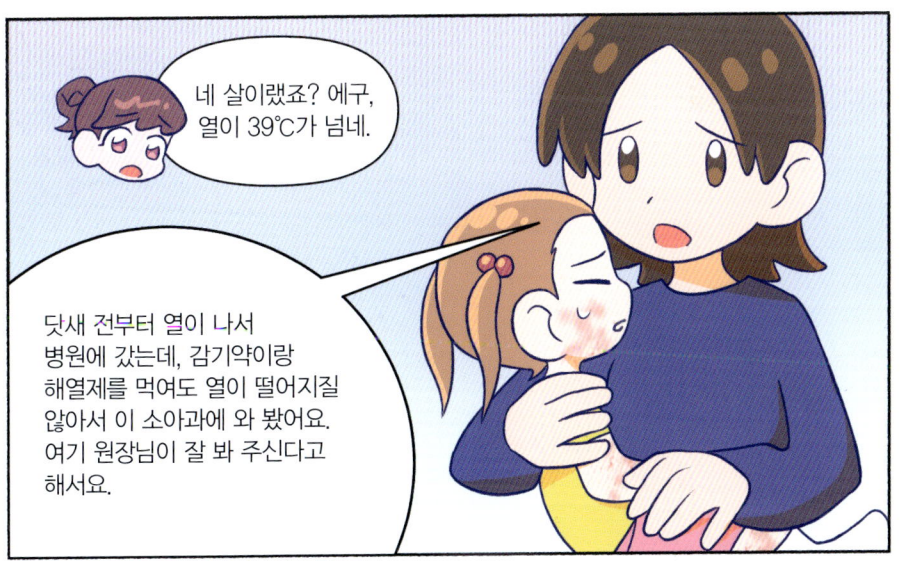

수호는 저도 모르게 환자에게 가까이 다가가 앉았어. 아이는 입을 벌린 채 숨을 쌕쌕거리며 쉬고 있었는데 한눈에 봐도 꽤 심한 고열에 시달리는 것 같았지.

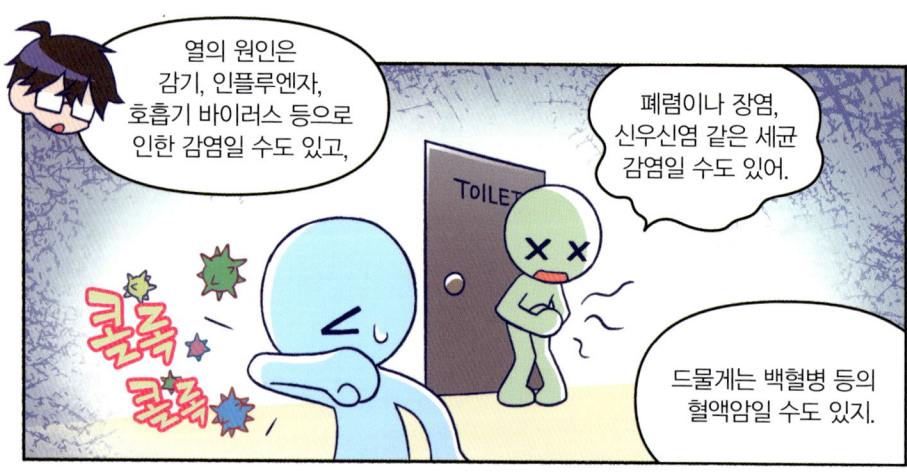

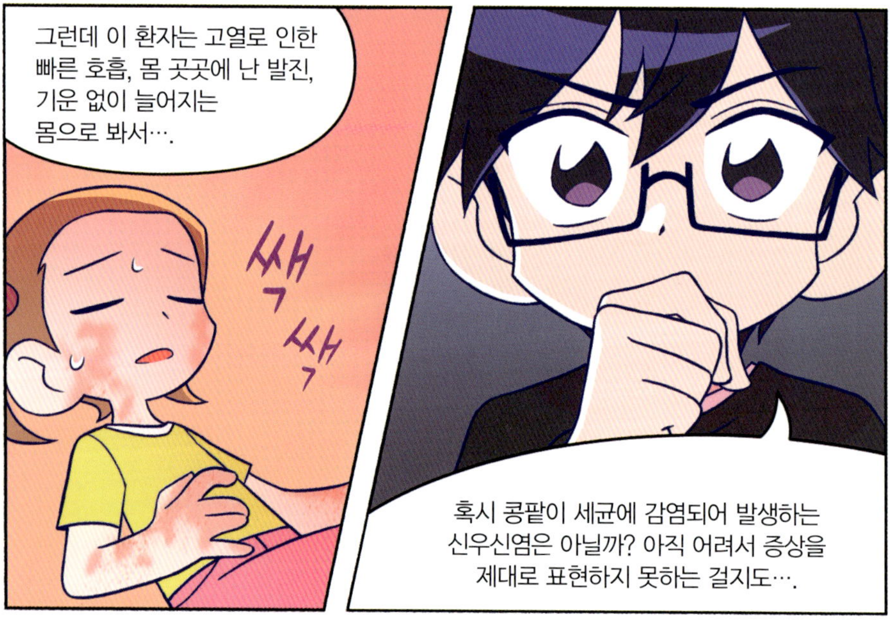

수호는 확신할 수 없어 말꼬리를 흐렸어. 망설이는 눈치를 챘는지 바루다가 슬며시 힌트를 줬어.

[고열이 닷새나 지속된 걸로 봐서…….]

'자, 잠깐!'

수호는 다시 아이의 얼굴과 몸을 꼼꼼히 살폈어. 보통 바이러스성 열 감기는 5일 안에 고열이 내리는데, 그 이상 지속되면 의심해 봐야 할 병이 있었거든.

아이의 두 눈은 눈곱이 끼지 않은 채 빨갛게 충혈되어 있었어. 입술은 갈라졌고 손발은 빨갛게 부어 있었지.

수호가 조심스레 보호자에게 물었어.

"혹시 아이가 목이 아프다고 하지는 않나요?"

보호자는 웬 어린애가 이런 걸 묻나 의심스러워하는 표정으로 대답했어.

"그래. 목 부분이 부어 계속 아파하더라."

과연 아이의 목 옆 림프샘[1]이 혹처럼 부은 것이 눈에 들어왔어. 칭얼칭얼 보채는 아이의 혀에는 딸기처럼 오톨도톨한 돌기가 잔뜩 돋아 있었지.

---

1) 림프샘: 면역 작용을 하는 림프구가 위치한 주머니로 온몸에 분포함

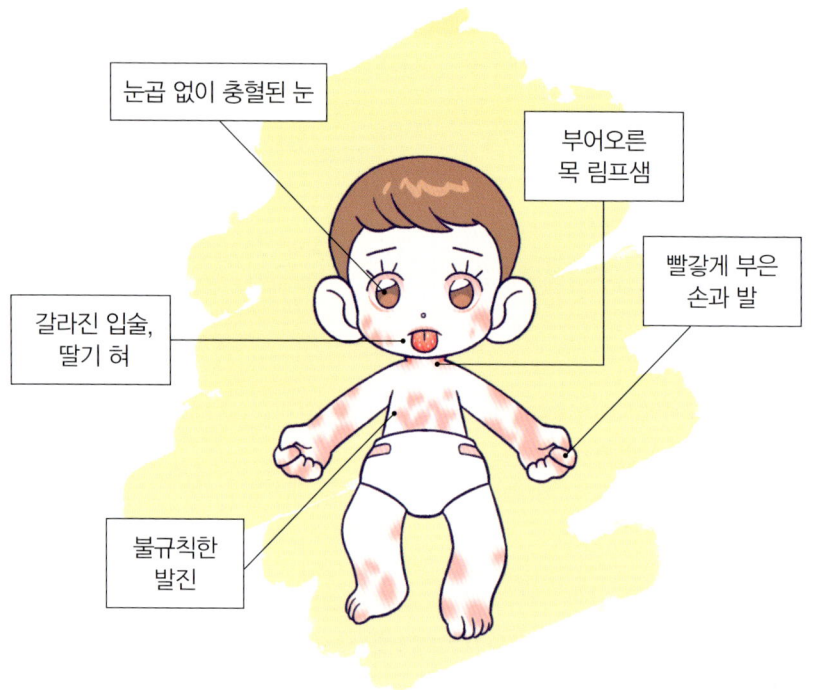

'아이가 걸린 병은 만 5세 미만의 아이들에게 발생하는, 원인 불명의 급성 열성 혈관염이야. 바로 가와사키병!'

[정답입니다. 바루다도 가와사키병으로 진단했습니다. 열과 동반한 발진 때문에 열 감기나 신우신염 같은 감염병으로 의심하기 쉬운 질병인데 잘 맞혔습니다. 가와사키병은 전 세계에서 일본 다음으로 한국 어린이가 많이 걸리는 병입니다.]

아빠와 간호사 누나들이 아닌 누군가와 이런 얘기를 나누는 게 처음이라, 수호는 자기도 모르게 흥분되었어.

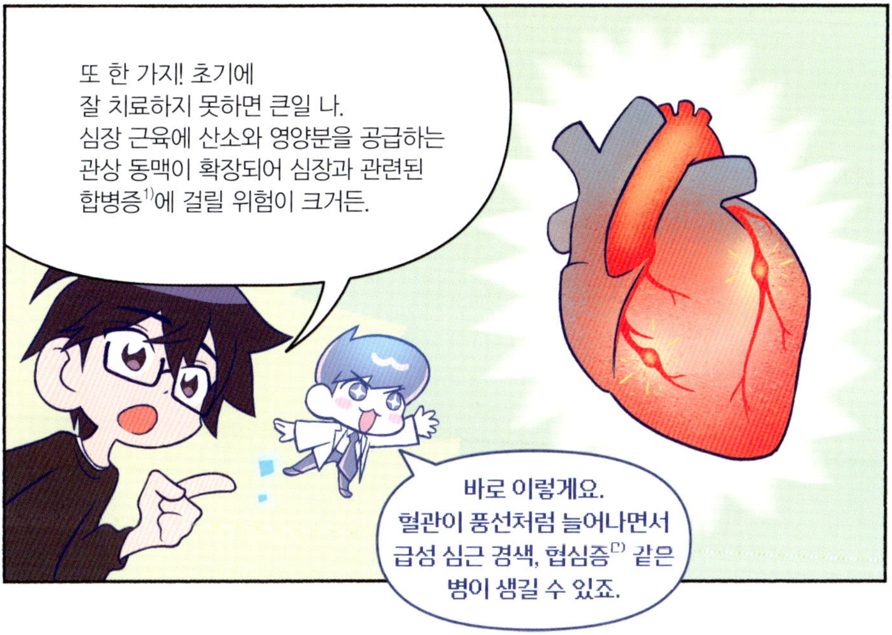

또 한 가지! 초기에 잘 치료하지 못하면 큰일 나. 심장 근육에 산소와 영양분을 공급하는 관상 동맥이 확장되어 심장과 관련된 합병증[1]에 걸릴 위험이 크거든.

바로 이렇게요. 혈관이 풍선처럼 늘어나면서 급성 심근 경색, 협심증[2] 같은 병이 생길 수 있죠.

'빨리 고열을 낮추는 면역 글로불린 주사를 투여해야 해.'

수호가 처치 방법까지 말하자 바루다도 맞장구를 쳤어.

[맞습니다. 그런데 주사를 놓기 전에 반드시 해야 하는 게 있을 텐데요?]

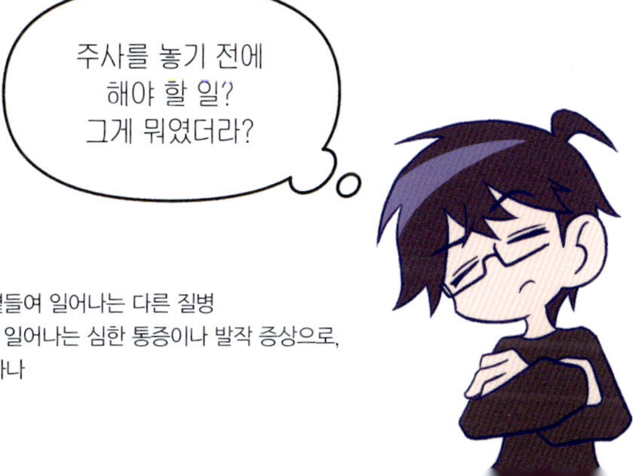

주사를 놓기 전에 해야 할 일? 그게 뭐였더라?

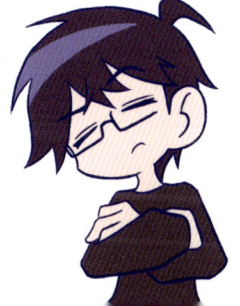

---

1) 합병증: 어떤 질병에 곁들여 일어나는 다른 질병
2) 협심증: 심장에 갑자기 일어나는 심한 통증이나 발작 증상으로, 심장 마비의 원인 중 하나

[잘 생각해 보십시오. 지난 3월에 수호가 심장 질환 관련 책을 보며 밑줄까지 그었던 적이 있는데요. 가와사키병이라고 의심될 때 이 과정을 빠트리면 제대로 된 진단이 어려울 수도 있…….]

수호는 가와사키병에 관해 처음부터 찬찬히 생각을 되짚어 보다가 소리쳤어.

'아, 기억났어. 심장 초음파!'

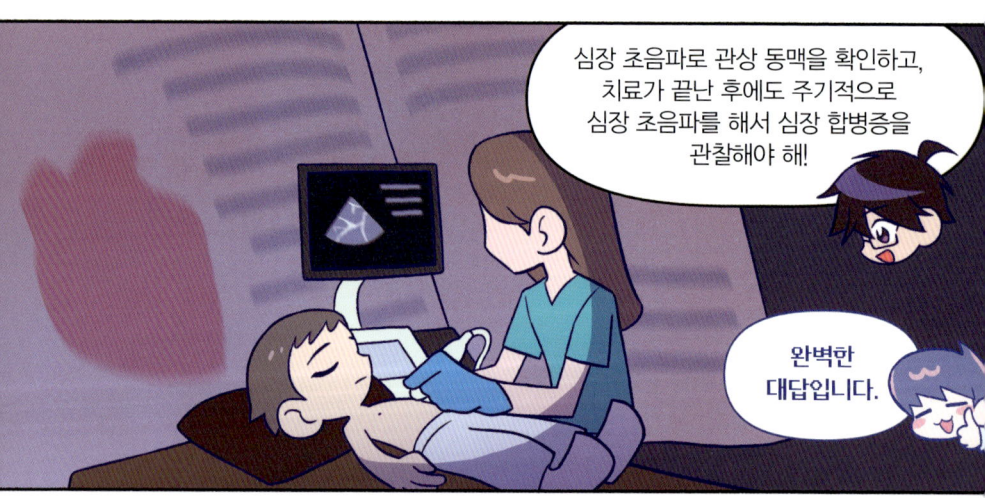

'솔직히 심장 초음파는 깜빡하고 있었는데, 바루다의 힌트 덕분에 생각해 냈어.'

[그러고 보면 우리, 썩 잘 맞는 것 같지 않습니까? 함께하면 멋진 결과가 나올 것으로 확신합니다. 안 그렇습니까?]

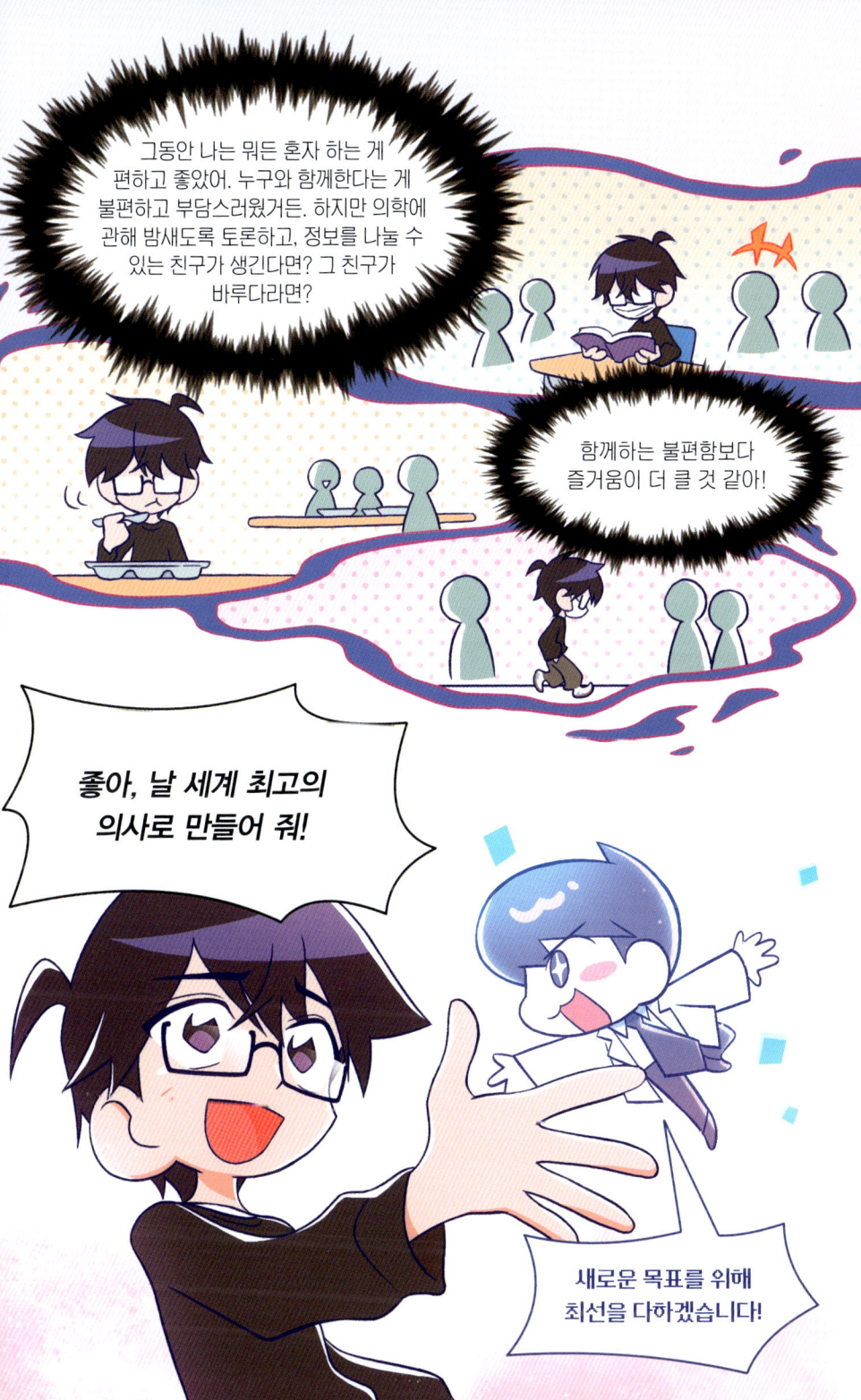

감염병과 전염병

수호가 진단을 내린 '수족구'는 어린이들이 잘 걸리는 감염병이자 전염병입니다. 그럼 감염병은 뭐고, 전염병은 뭘까요? 같은 병일까요? 다른 병일까요?

감염병: 병원체에 감염되어 발생하는 모든 질병

먼저 '감염'이라는 용어부터 설명하겠습니다. 세균, 바이러스, 기생충, 곰팡이 같은 병원체가 사람의 몸에 들어가 그 수가 빠르게 늘어나는 걸 감염이라고 합니다. 이렇게 감염으로 병에 걸리는 것이 감염병입니다.

전염병: 감염병 중 사람에게 전염되는 질병

많은 감염병 중에서 다른 사람에게 전파될 수 있는 질병을 바로 전염병이라고 합니다. 그러니까 전염병은 감염병의 한 종류인 것입니다. 전염병은 기침·재채기·손잡기 등을 통해 사람과 사람 사이에 전염되기도 하고, 오염된 물이나 음식, 동물,

곤충 등을 통해 다양하게 전파됩니다. 과거에는 전염병과 감염병이 혼용되어 사용되기도 했지만, 일부 질병은 전염성이 매우 낮음에도 불구하고 전염병이라는 용어 탓에 공포심을 일으키기 때문에 보건 복지부는 2010년부터 전염병을 감염병과 구분하여 사용하고 있습니다.

법정 감염병: 국가가 법으로 관리하는 감염병

또 한 가지! 감염병 중에서 전파 속도가 빠르고 위험한 질병은 법정 감염병으로 지정해서 국가가 예방, 관리하고 있습니다. 에볼라 바이러스, 코로나-19, 콜레라, 말라리아, 수족구 등이 대표적인 법정 감염병입니다.

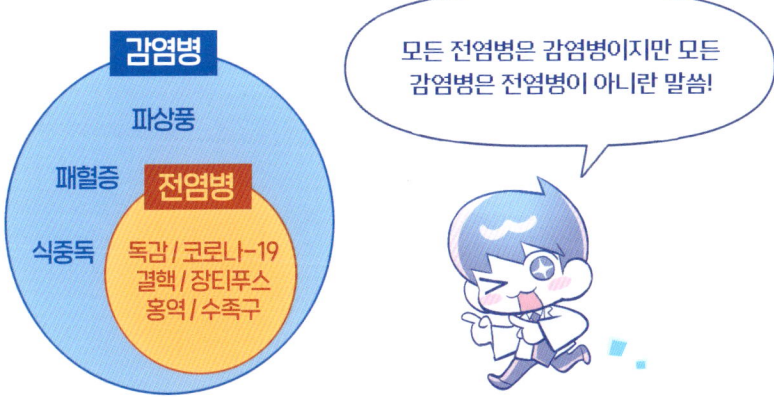

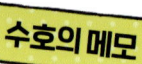 **수호의 메모**

의사가 되려면 필요한 것

의사가 되려면 먼저 공부를 잘해서 의과 대학교에 입학해야 해. 수년에 걸쳐 어려운 의학 지식을 배우고, 졸업 후에는 병원에서 수련을 받으며 실력을 쌓아 정식 의사가 되지. 그러나 좋은 의사는 의학 지식만으로 되는 게 아니야. 어떤 마음가짐과 태도가 필요한지 살펴볼까?

① 헌신하고 책임지는 마음	② 공감 능력과 소통 능력
의사는 환자의 생명과 건강을 책임지는 직업이야. 환자의 생명을 위해 개인적인 것을 포기하고 몸과 마음을 바친다는 책임감이 필요해.	환자의 말에 귀 기울이고, 환자 입장에서 공감하는 태도가 중요해. 또 보호자와 환자, 의료진 사이에서 원활하게 소통하는 능력도 필요하지.
③ 세심한 주의력	④ 논리적인 사고
의사의 모든 의료 행위는 환자의 생명과 연결되므로 작은 실수나 소홀함이 없도록 세심하게 주의해야 해.	환자의 질병을 파악하고, 그에 맞는 정확한 치료법을 찾을 수 있도록 논리적으로 사고해야 해.
⑤ 끊임없는 학습	⑥ 강한 정신력과 체력 관리
의학은 계속 발전하고 치료법도 바뀌기 때문에 끊임없이 공부할 각오가 필요해.	생명을 다루는 만큼 급박하고 힘든 상황을 자주 접하고, 긴 시간 일해야 해. 이를 견딜 수 있는 강한 정신력과 체력을 길러야 해.

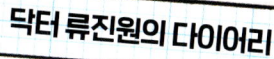

닥터 류진원의 다이어리

소아 청소년과 의사의 하루

   소아 청소년과 의사는 신생아에서 청소년(대체로 만 18~19세 미만)까지의 환자를 전문적으로 진찰, 치료하는 의사예요. 소아와 청소년의 신체적·정신적 성장과 발달 체크, 문제가 되는 질병의 조기 발견과 치료, 예방 접종과 감염병 예방, 각종 급성·만성 질환의 치료 등 전반적인 건강을 담당한답니다.

   그런데 왜 특정 연령대의 환자만 따로 진료하냐고요? 소아와 청소년은 성인과 달리 신체나 정신이 빠르게 성장하고 변화해요. 면역 시스템이나 생리적인 특성도 성인과 다른 면이 많고요. 이 시기에는 성인에 비해 잘 걸리는 질병이 따로 있고, 성인과 같은 질병에 걸린다 해도 다른 증상이 나타나기도 해요. 그런 만큼 환자의 나이나 체격 등 각각의 특성에 맞는 맞춤 전문 진료와 치료가 필요하답니다. 소아와 청소년만을 진료하는 의사가 반드시 필요한 이유지요.

   다음은 중·대형 병원 소아 청소년과에 근무하는 의사의 일반적인 하루예요.

오전 8시: 출근 및 진료 준비

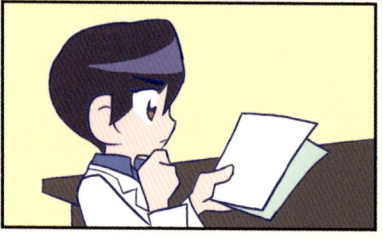

병원에 도착해서 진료를 준비해요. 밤사이 간호사들이 입원 환자나 응급 환자에 대해 기록해 놓은 차트를 보며 검사 결과나 상태를 파악해요.

오전 8시 30분: 입원 환자 회진

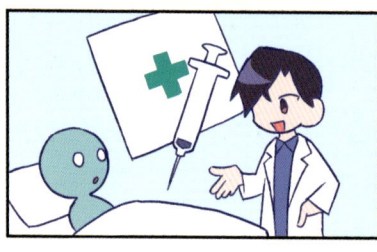

병실을 돌며 입원 환자를 진찰해요. 검사 결과가 있으면 설명하고, 보호자의 질문에 대답해 줘요. 회진이 끝나면 환자의 상태 변화에 따라 약이나 주사 등을 처방해요.

오전 9시: 오전 외래 진료

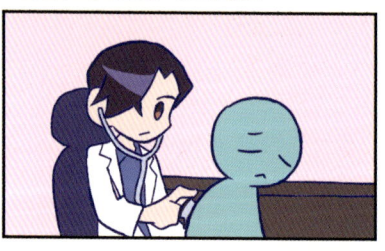

입원 환자 외에 진찰을 받기 위해 오는 환자(외래 환자)들을 진료해요. 증상에 따라 약이나 주사를 처방하고, 필요하다면 추가로 검사나 입원 치료를 해요.

오후 12시 30분: 점심시간

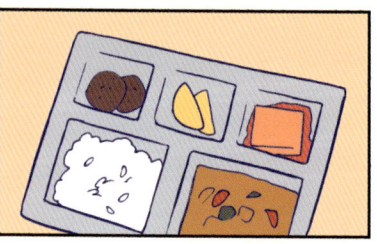

동료 의료진과 점심식사를 해요. 식사가 끝나면 잠시 쉬거나 연구 자료를 읽으며 공부해요.

오후 1시 30분: 오후 외래 진료

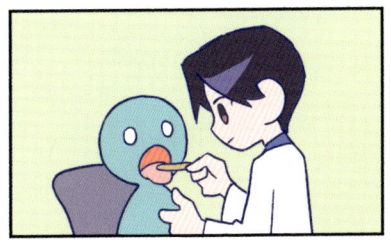

오전과 비슷하게 입원 환자 외의 외래 환자를 진료해요.

오후 5시 30분: 병동 입원 환자 회진

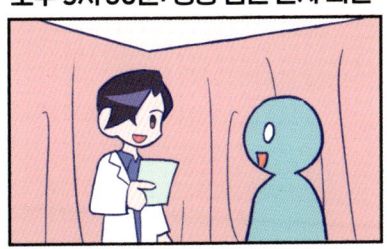

병실을 돌며 입원 환자들의 상태를 살펴요. 경과가 좋은 환자는 퇴원 여부를 결정하고, 악화된 환자는 치료 계획을 조정해요. 오전에 입원한 환자에게는 검사 결과와 치료 계획을 설명해요.

오후 6시: 퇴근

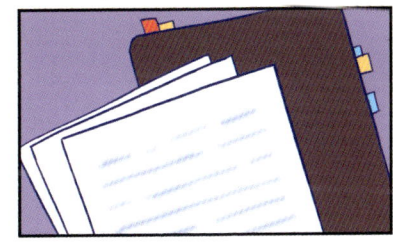

진료를 마무리하고 퇴근해요. 퇴근 후에 논문 작성, 새로운 연구, 학회 참석 등 자기 계발에 힘쓰기도 해요. 환자에게 응급 상황이 생기면 병원으로 달려가기도 해요.

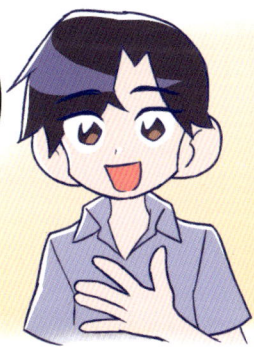

저도 퇴근 후에는 새로운 의학 정보나 치료법 등을 공부하려고 노력한답니다. 그러나….

아빠, 밥 주세요!

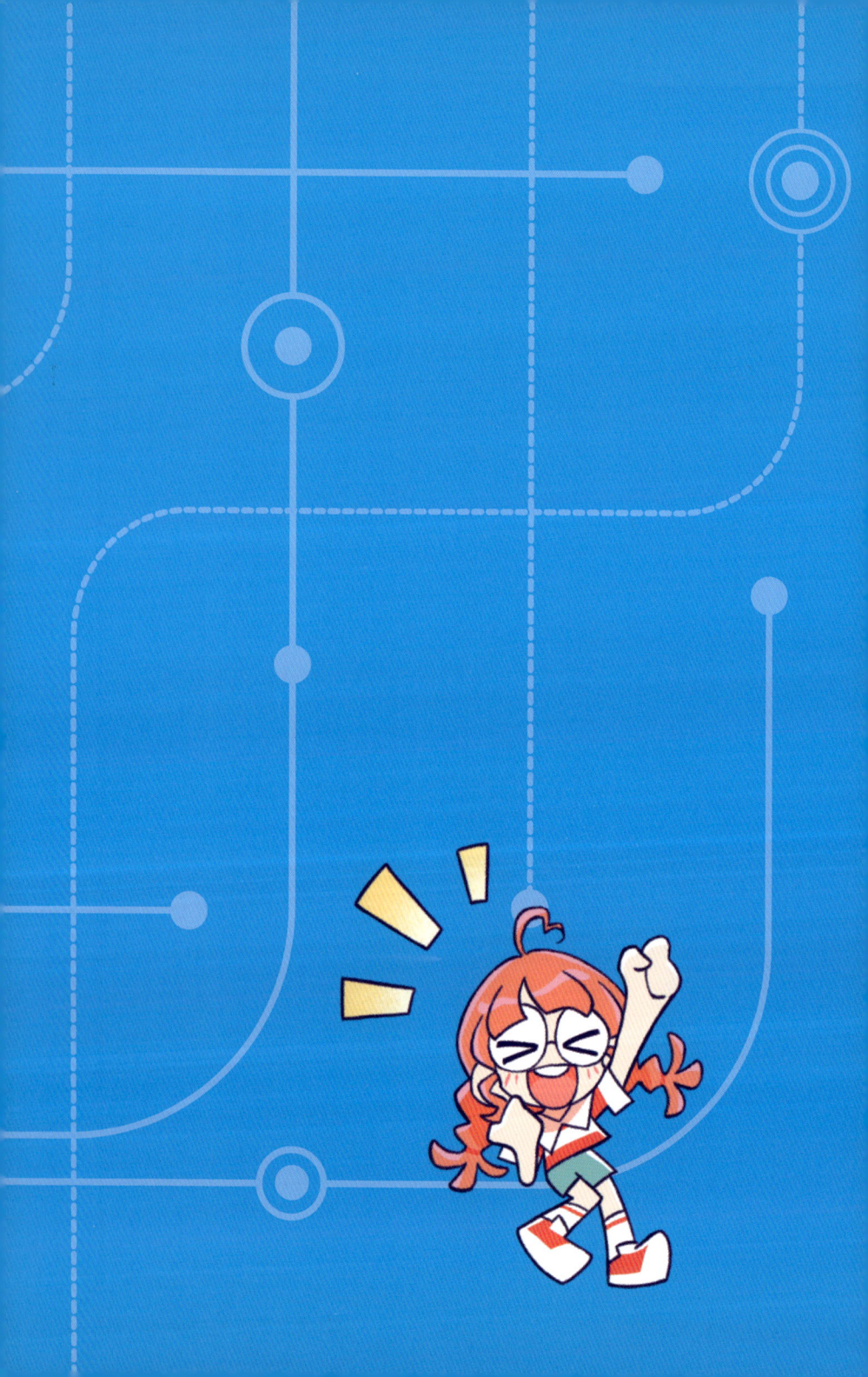

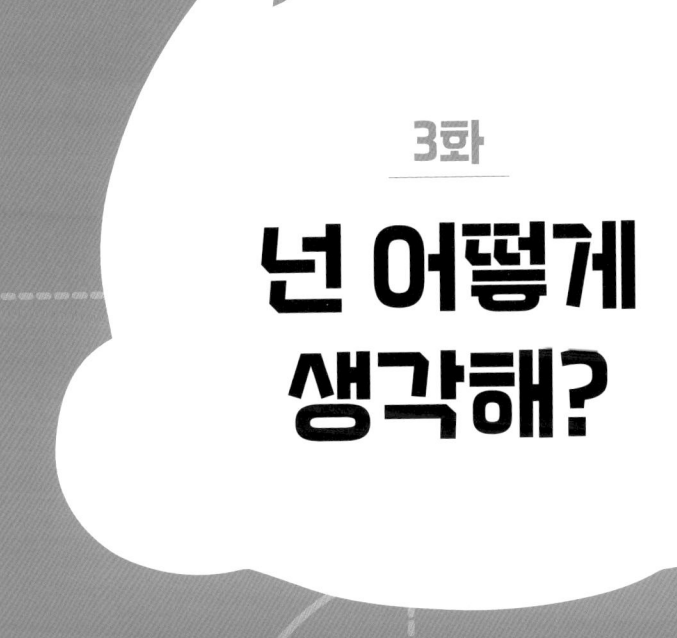

바루다는 수호가 장차 세계 최고의 의사가 되도록 도와주겠다고 약속하고 수호의 뇌에 머물기로 했어. 그리고 이때부터 둘은 하루 24시간 모든 일상을 함께하게 되었어. 수호가 보고 듣고 느끼는 모든 것에 바루다가 함께하기 시작한 거야. 당연히 학교에도 함께 오게 되었지.

문제는 바루다의 질문 폭탄이었어. 병원 밖으로 나간 게 처음이라 쉴 새 없이 질문해 댔지.

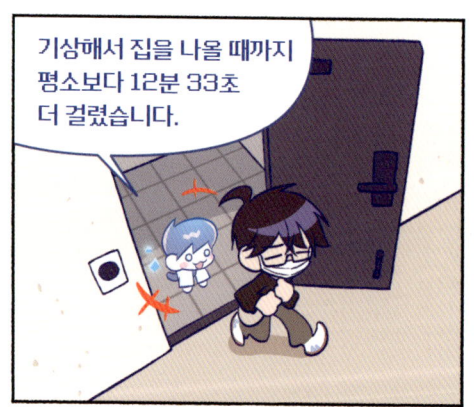
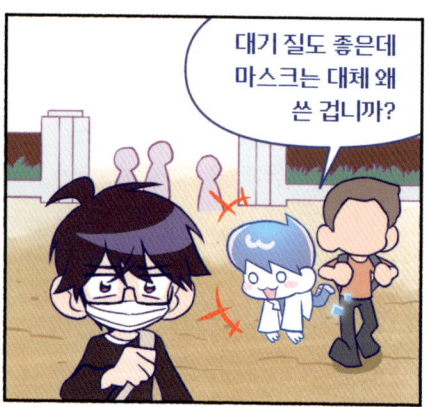
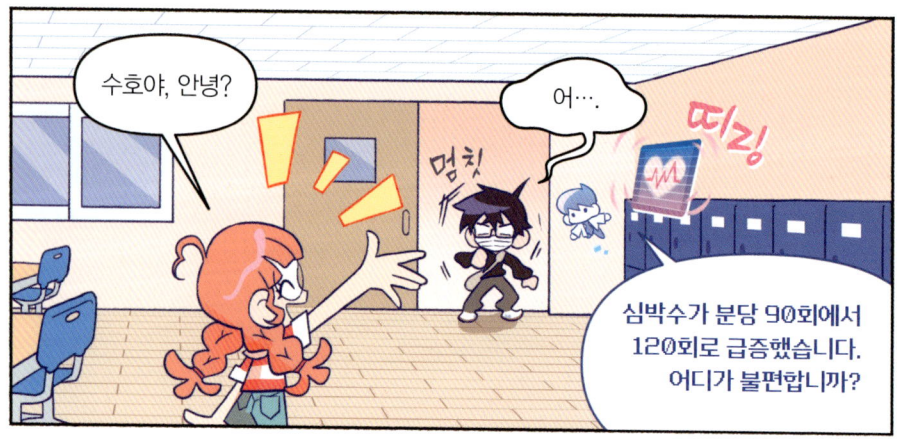

학교에 오면 있는 듯 없는 듯 책만 들여다보던 수호는 1분 1초도 쉬지 않고 이어지는 바루다의 질문에 정신이 하나도 없었어. 게다가 바루다는 눈치도 없이 수호 마음을 후비는 민감한 말을 아무렇지 않게 던졌어.

[계속 고개를 숙이고 걸어서 지금까지 아무와도 눈을 마주치지 않았습니다.]

[친구한테 아는 체도 안 하고 책부터 펴는군요.]

[왜 다른 아이들처럼 인사를 나누지 않습니까?]

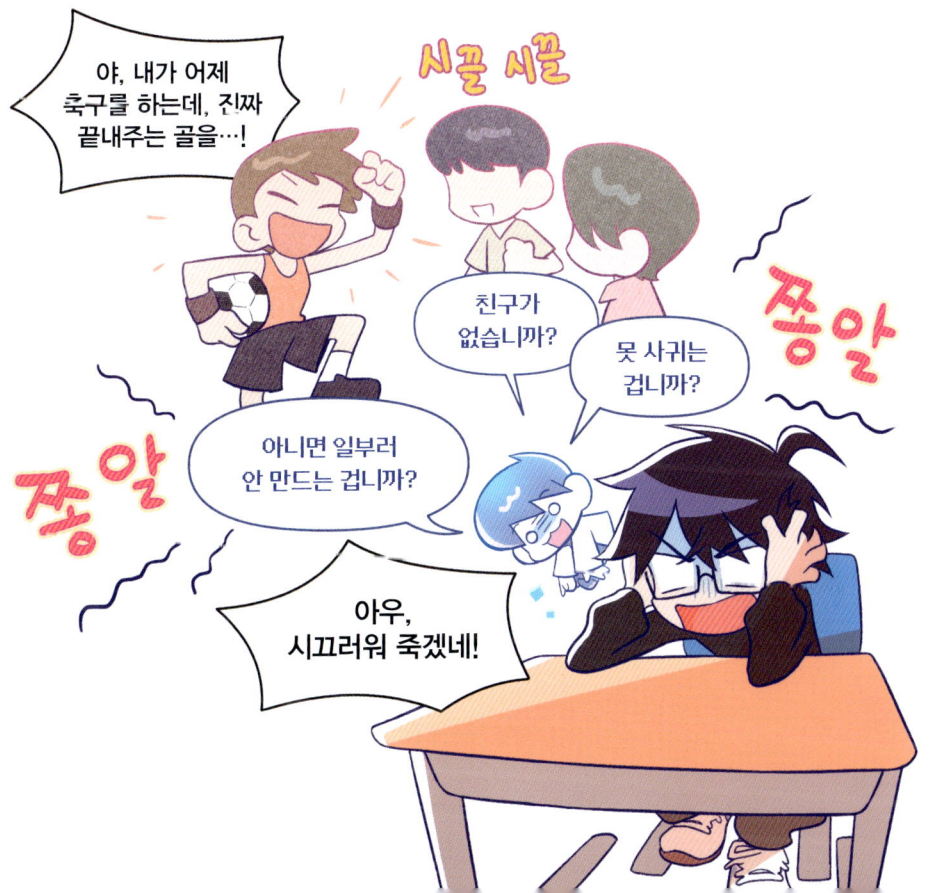

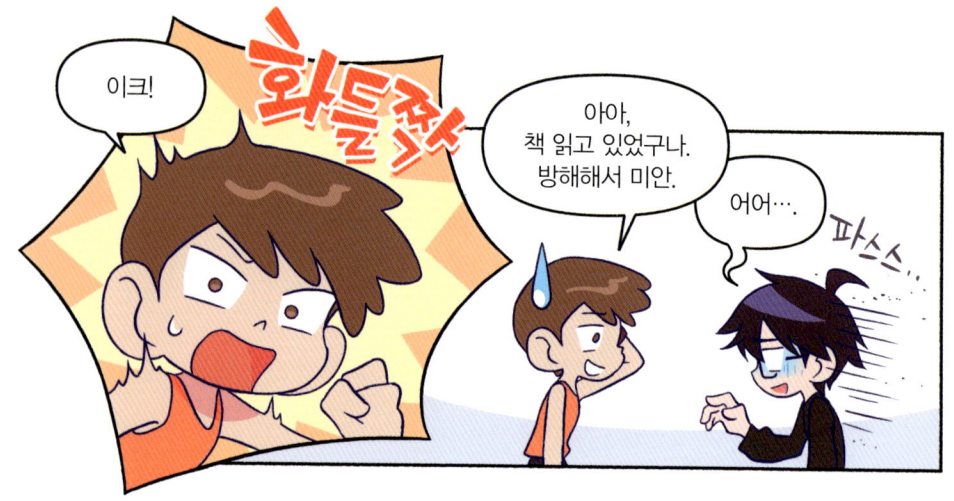

　수호는 바루다에게 한 말이 윤재에게 들렸다는 사실에 너무 당황해서 대답조차 제대로 하지 못했어. 윤재는 윤재대로 민망해하다가 교실을 나갔지.

　'아니라고 말했어야 했는데……. 윤재 기분 상했겠다.'

　아이들의 흘끔거리는 시선이 느껴지자, 수호는 자리에 앉아 있을 수가 없었어. 책에 집중해 보려 했지만 글자들이 둥둥 떠다니기만 했지. 조용히 일어나 교실 밖으로 나갔어.

　분위기를 파악하지 못하고 바루다가 눈치 없이 물었어.

　[어디 가는 겁니까?]

　'화장실. 화장실까지 따라올 거야?'

　[수호 뇌 속에 있으니 안 따라갈 수가 없습니다.]

　'진지하게 경고하는데, 학교에서는 절대 질문 금지야!'

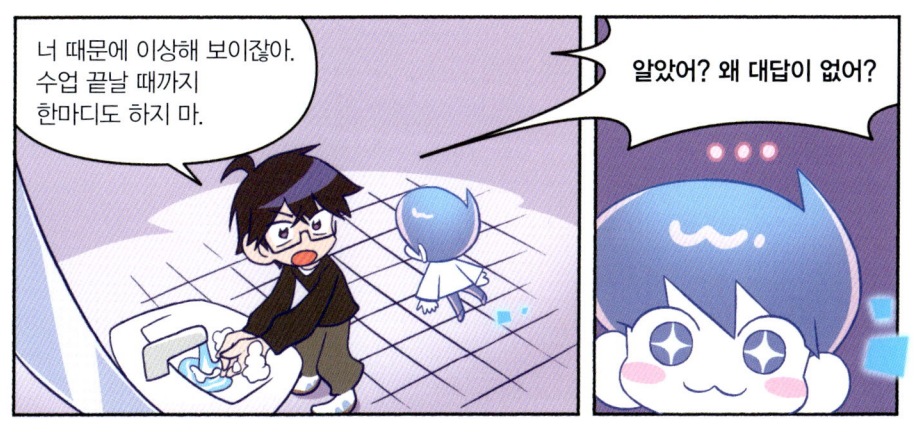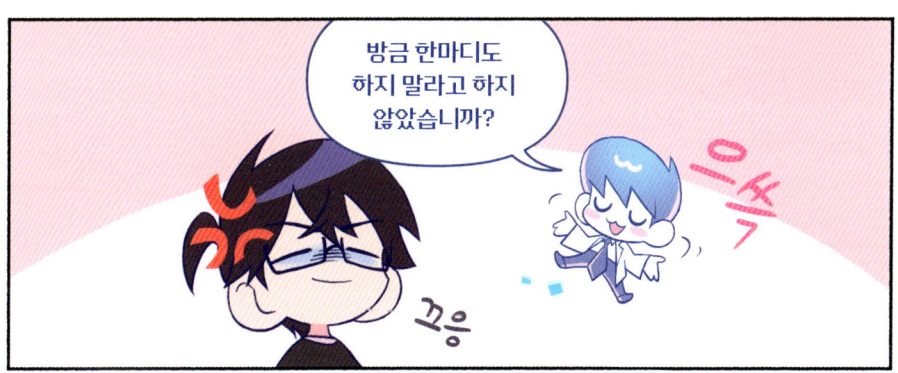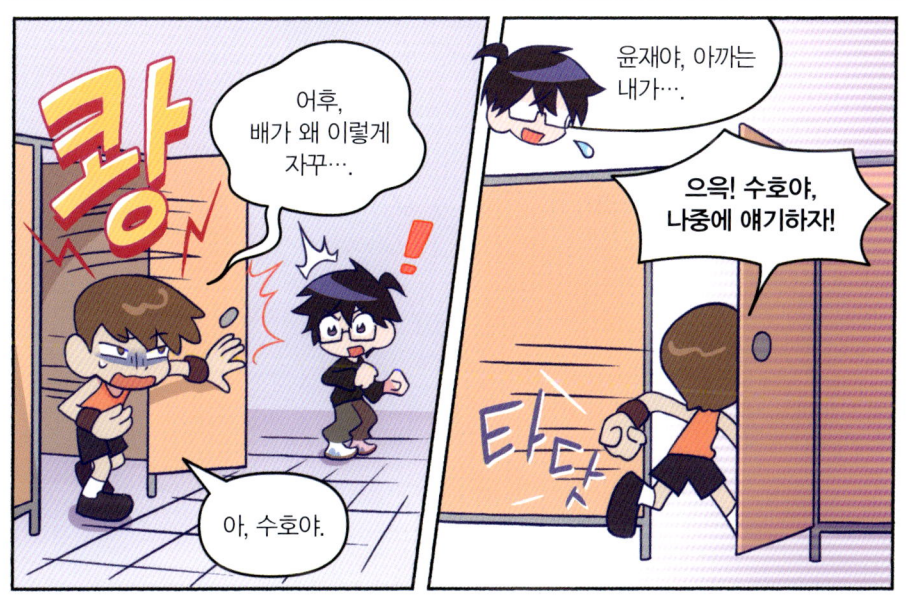

수업 시간이 시작되자 다행히 바루다는 약속대로 한마디도 하지 않았고, 수호는 수업에 집중할 수 있었어. 그런데 둘 중에 먼저 입을 연 건 다름 아닌 수호였어. 화장실에서 마주쳤던 윤재 때문이었지.

　윤재는 쉬는 시간에 화장실을 다녀왔는데도 수업이 시작되자마자 배가 아프다며 한 번 더 화장실에 다녀왔어. 수업 시간에는 내내 얼굴을 찌푸리며 배를 쓰다듬었지. 그리고 수업 끝나는 종소리가 울리자마자 다시 화장실로 뛰어가지 않겠어?

　남 놀리는 고약한 취미가 있는 해룡이가 배를 움켜쥐고 달려 나가는 윤재를 보고 킬킬거렸어.

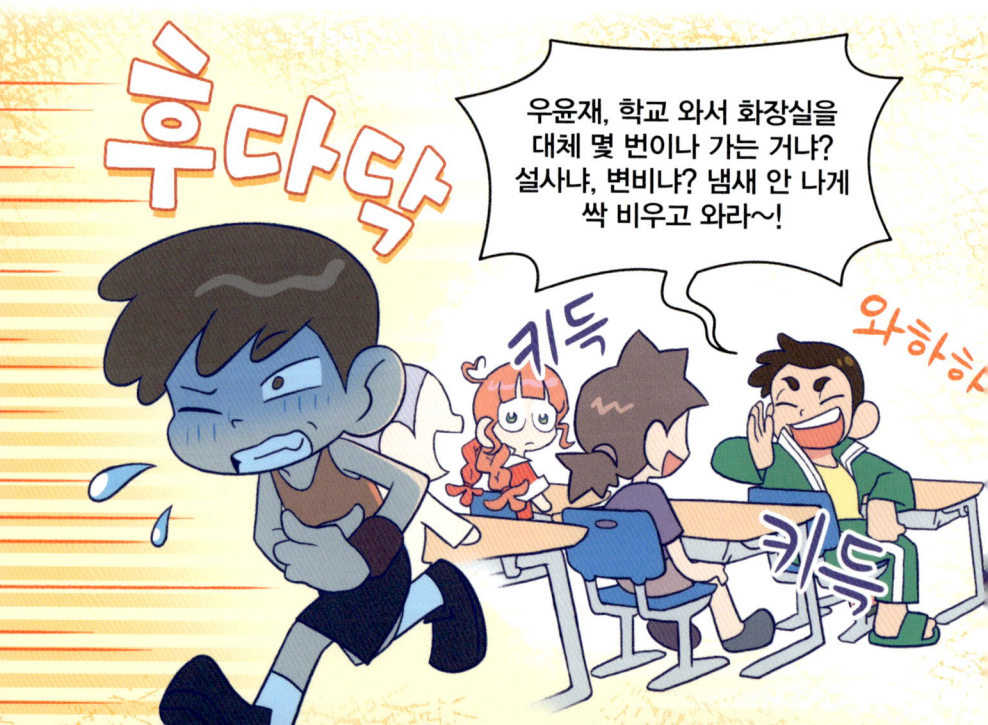

수호가 윤재의 뒷모습을 보며 바루다에게 말했어.

'윤재가 화장실을 너무 자주 가는 것 같지? 내가 본 것만 해도 벌써 세 번째야.'

바루다는 아무 말이 없었어.

'너도 이상하지? 어떻게 생각해?'

수호가 다시 묻자 그제야 바루다가 말했어.

[수호가 먼저 말 건 겁니다?]

'알았어, 알았어. 바루다, 근데 정말 이상하지 않아? 혹시 무슨 병이 아닐까?'

[저도 아까부터 지켜봤는데 화장실에 자주 간다는 사실만으로 질병을 예측하긴 어렵습니다. 어떤 증상이 있는지 직접 물어보는 게 확실할 겁니다.]

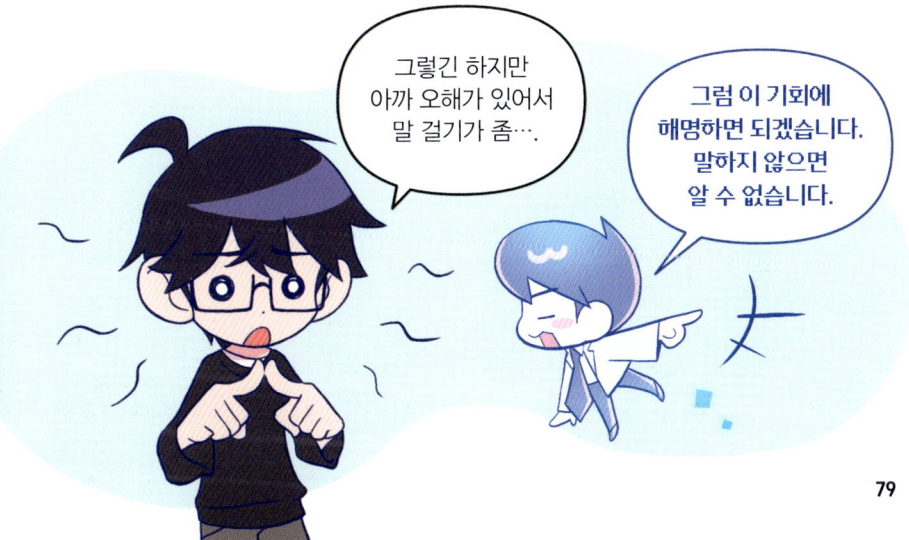

그렇긴 하지만 아까 오해가 있어서 말 걸기가 좀….

그럼 이 기회에 해명하면 되겠습니다. 말하지 않으면 알 수 없습니다.

그때 윤재가 교실로 돌아왔어. 식은땀을 잔뜩 흘리고, 영 기운 없어 보이는 모습이었지. 수호는 윤재에게 말을 걸기가 망설여졌지만, 어떤 증상인지 궁금하기도 하고 걱정도 되어 용기를 내서 다가갔어. 물론 아까의 일을 사과하고 싶은 마음이 훨씬 더 컸지.

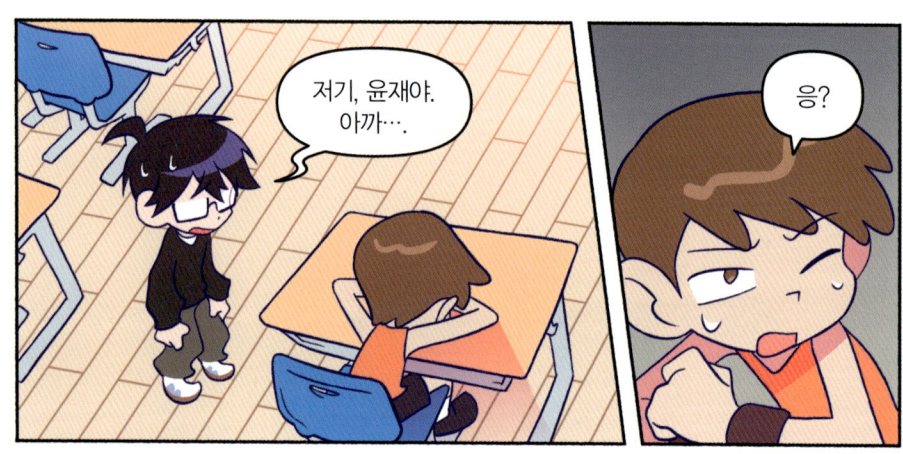

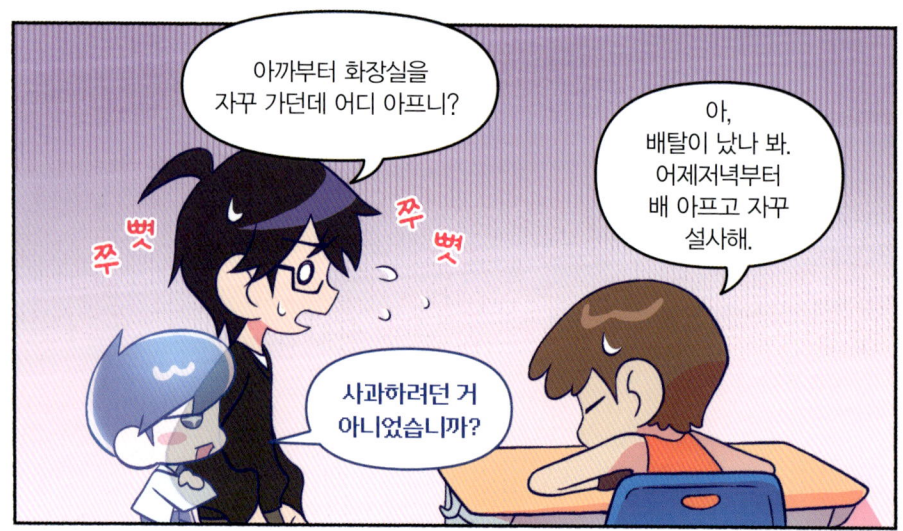

"약은 먹었어?"

"아침에 설사 멈추는 약 먹긴 했는데……."

"음식이 이상하진 않았어? 상했다거나 익히지 않았다거나."

"아니. 그냥 밥이랑 국 먹었는데……. 평소랑 똑같았어. 아침에 설사 멈추는 약도 먹었는데, 효과가 없나 봐."

"주말에 여행을 간 건 아니고?"

"응, 집에만 있었어."

"가족 중에 아픈 분은 없어? 열은 안 나고?"

윤재가 고개를 가로저으며 말했어.

"다 괜찮아. 열은…… 이마가 좀 뜨거운 것 같기도 하고."

"설사가 끈끈한 물 같거나 피가 섞여 나오진 않았어?"

"음, 더러워서 확인은 안 해 봤는데 물 설사까지는 아니야."

그 모습을 보던 해룡이와 몇몇 아이들이 수호에게 한마디씩 했어.

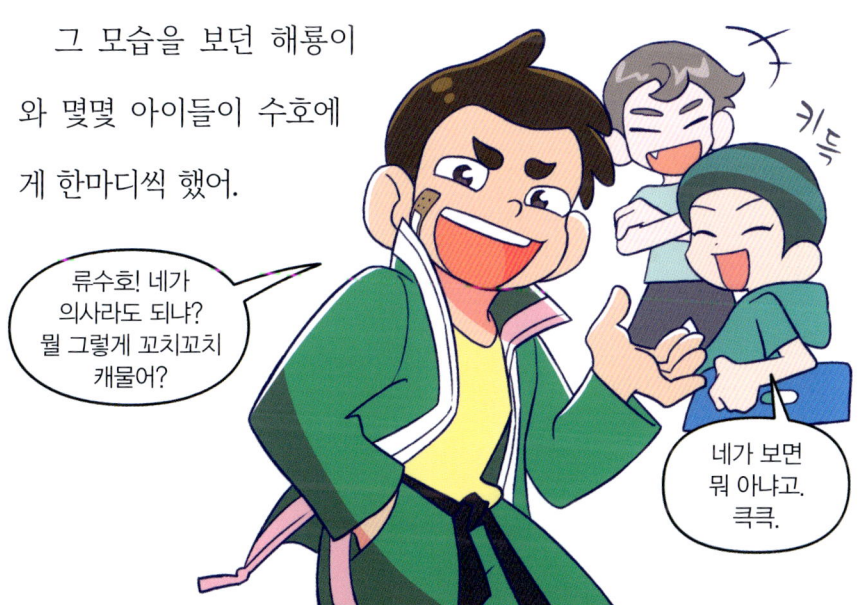

"류수호! 네가 의사라도 되냐? 뭘 그렇게 꼬치꼬치 캐물어?"

"네가 보면 뭐 아냐고. 크크."

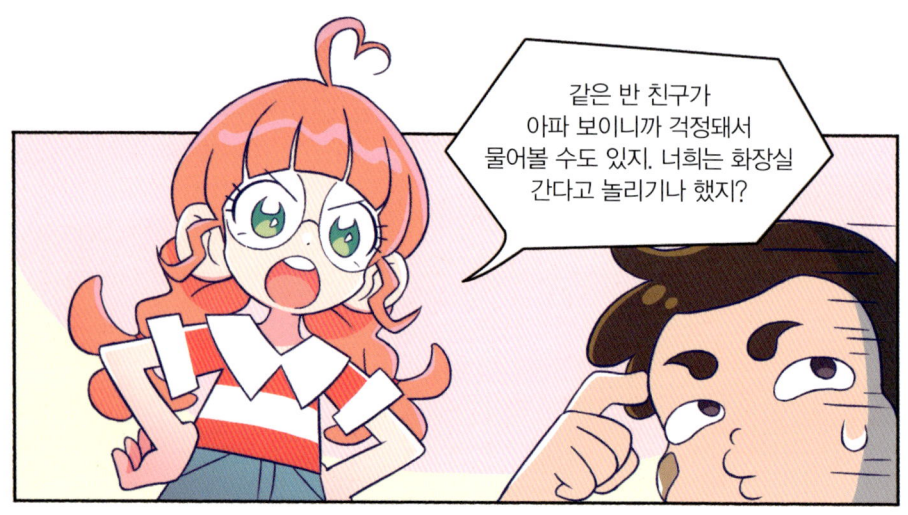

수호는 어떻게 대처해야 할지 몰라 머뭇머뭇 자리로 돌아와 버렸어. 얼굴이 좀 화끈거렸지만 바로 윤재의 증상에 대해 생각했지.

바루다가 수호에게 진지한 표정으로 물었어.

[어떤 질병을 의심하고 물어본 겁니까?]

'식중독이나 장염이라고 생각했어. 하지만 식중독은 주로 상한 음식을 먹고 걸리는데, 윤재는 그런 음식을 먹지 않았어. 또 장염은 세균이나 바이러스 등으로 장에 염증이 생기는 건데 감염될 만한 상황도 아닌 것 같고……'

수호는 확신이 서지 않는 듯 말끝을 흐렸어. 바루다는 뭔가 의견을 내려는 듯하다가 수업 시작 종이 울리자 입을 다물었지. 그리고 곧 점심시간이 찾아왔어.

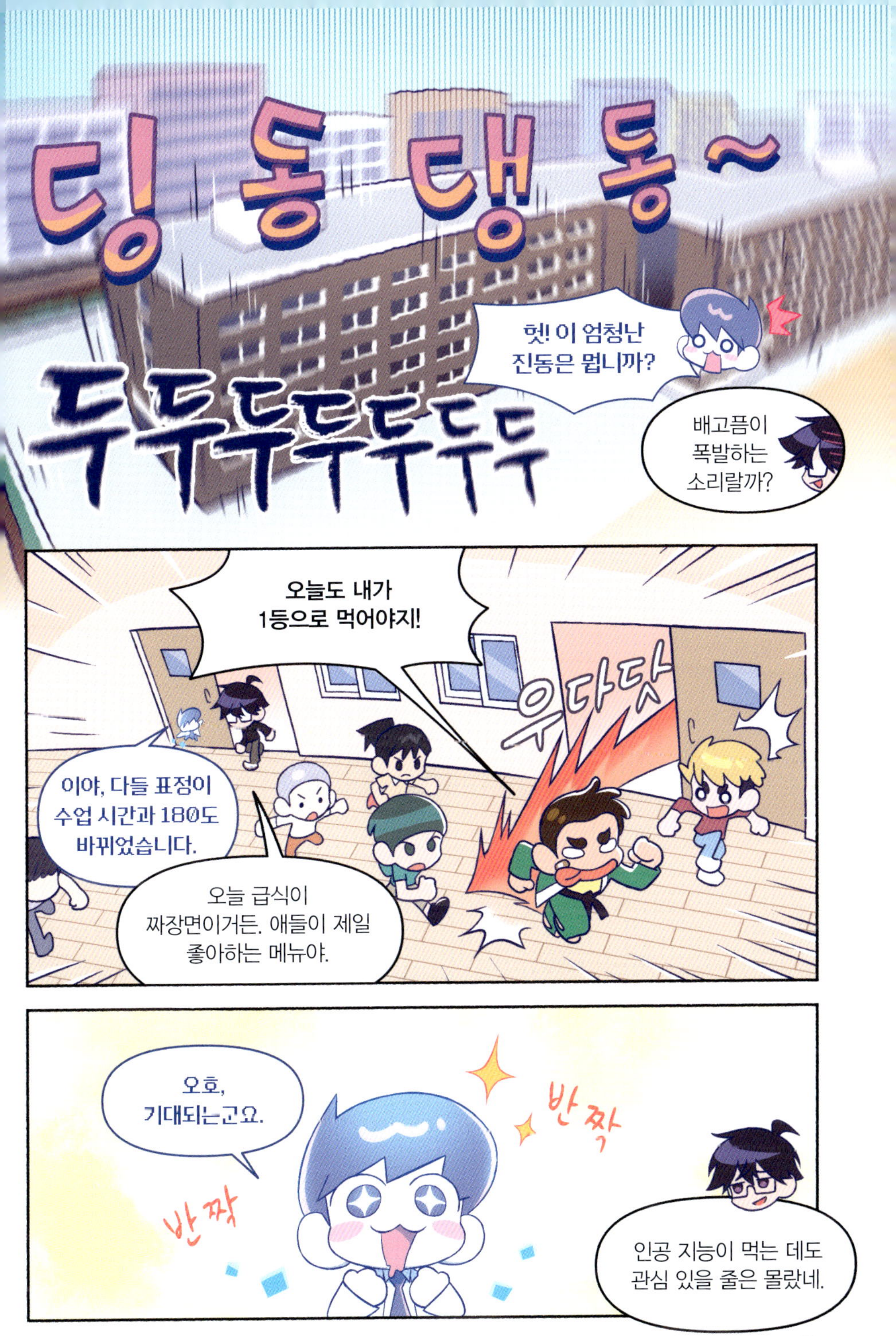

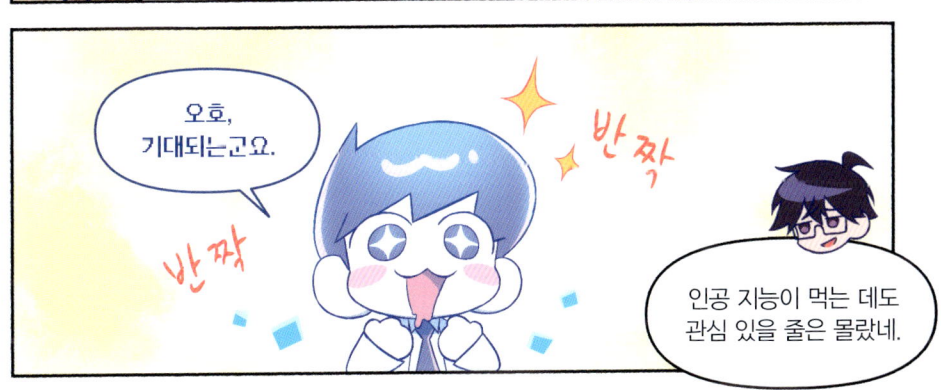

수호의 뇌에 들어가서 느낄 수 있게 된 인간의 오감, 그중에서도 미각은 바루다에게 가장 이해하기 어려운 데이터이자 가장 오묘하면서도 강렬한 자극이었어. 사람들은 매 끼니 이런 감각을 느낀다니, 정말 대단했지!

수호를 통해 음식의 맛을 느낄 때면, 바루다는 미각을 느끼게 된 게 너무나 감격스러웠어.

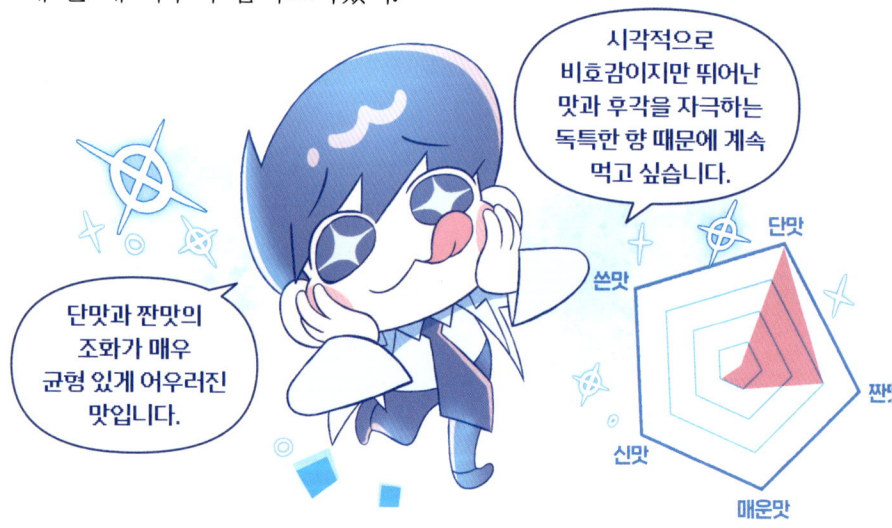

특히, 오늘 점심에 급식으로 나온 짜장면은 바루다를 완전히 사로잡아 버렸어. 수호는 배가 부른데도 바루다를 위해 짜장면을 한 그릇 더 받아왔지.

그때, 아이들이 흡입하듯이 먹고 휘리릭 빠져나간 급식실에 늦게까지 남아 있던 윤재가 눈에 들어왔어.

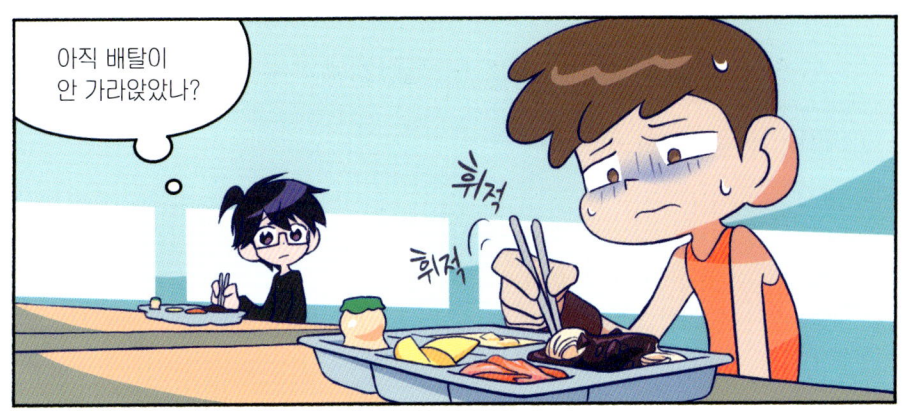

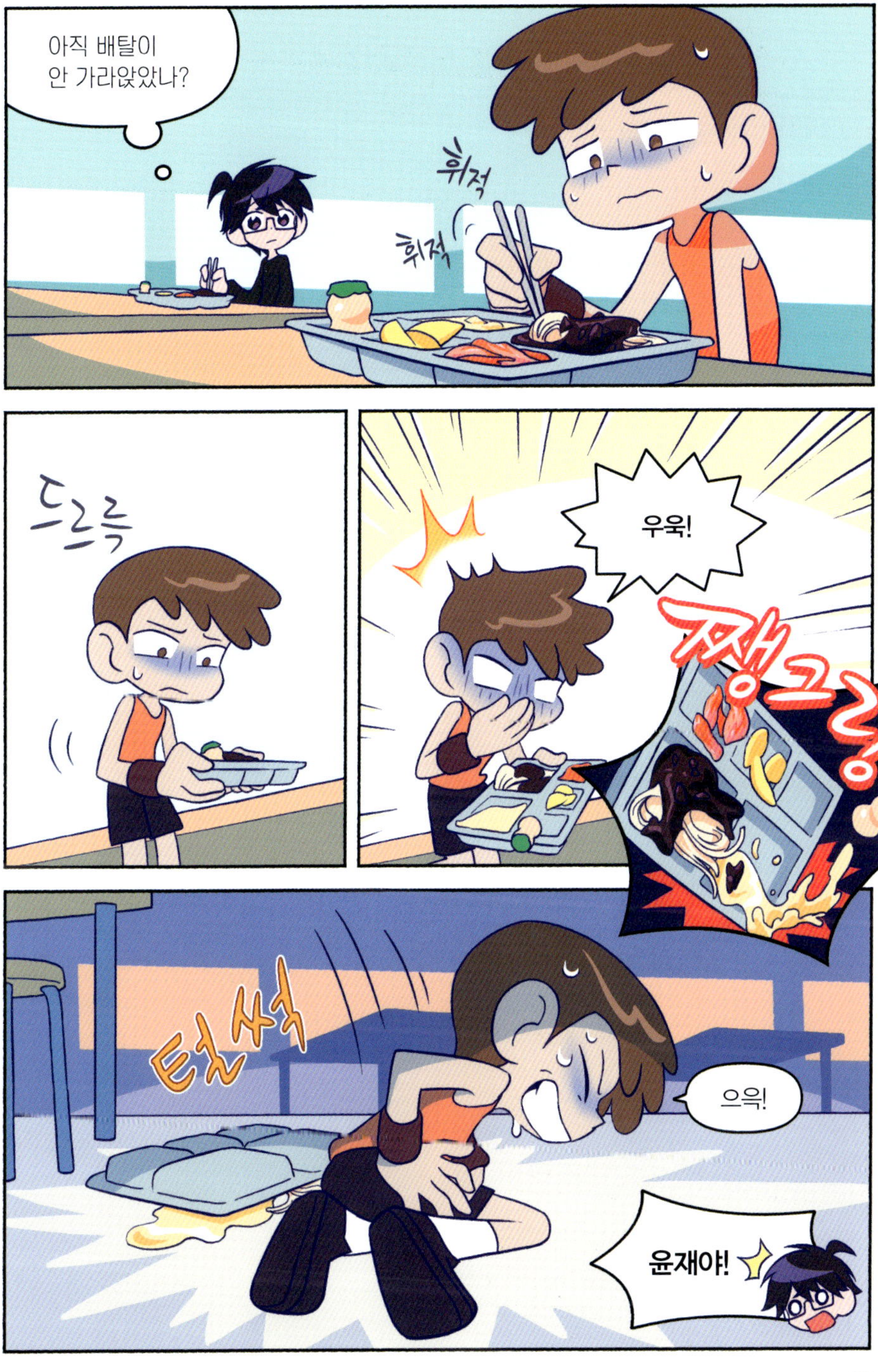

수호가 윤재를 쫓아가며 큰 소리로 외쳤어.

"누, 누가 빨리 선생님 좀 모시고 와 줘!"

마침 급식실에는 해룡이와 다솜이가 있었어. 해룡이는 남몰래 좋아하는 다솜이에게 말을 걸고 싶어서 남아 있었고, 다솜이는 윤재를 관찰하는 수호를 관찰하기 위해 밥을 다 먹고도 자리를 뜨지 않았지.

"알았어. 내가 보건실 갈 테니까 해룡이 네가 담임 선생님 모셔 와."

"그, 그래."

두 친구가 선생님을 모시러 간 사이, 수호는 구토하는 윤재를 잡아 줬어.

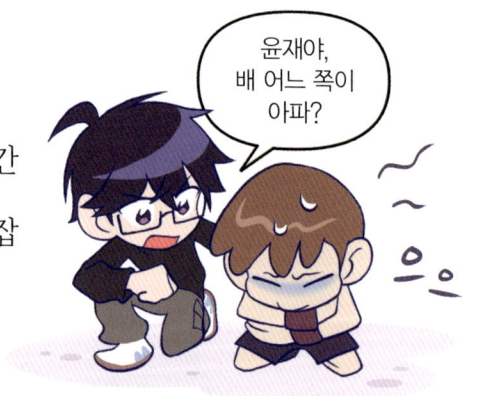

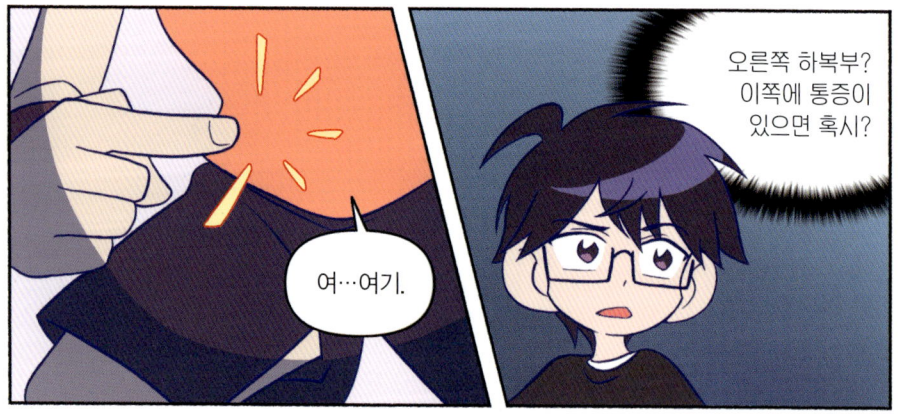

수호는 오늘 아침부터 윤재가 보였던 증상을 차례차례 떠올려 봤어. 그러자 머릿속에 하나의 병명이 선명하게 떠올랐지.

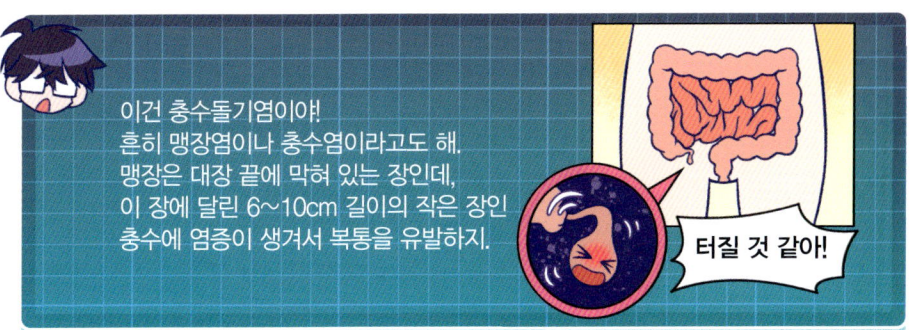

시간이 지체되어 충수가 터지면 그 안의 세균이 배 안쪽으로 흩어져 나와 복막염[1]과 패혈증[2] 등 다른 질병을 유발할 수 있어. 그래서 빠른 시간에 수술해야 하는 응급 질환이야.

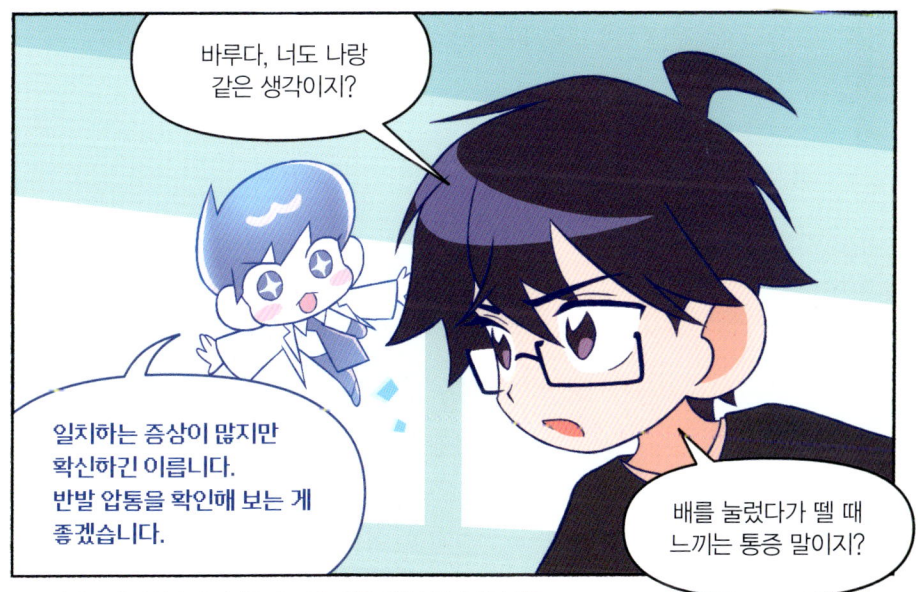

1) 복막염: 복강 및 복강 내 장기를 덮고 있는 얇은 막인 복막에 생긴 염증
2) 패혈증: 곪아서 고름이 생긴 상처나 종기 따위에서 병원균이나 독소가 혈관으로 들어가 염증을 일으키는 병

수호는 안색이 하얘진 윤재를 잡고 말했어.

"잠깐 네 배를 눌러 볼게. 힘들겠지만 누를 때가 아픈지 뗄 때가 더 아픈지 말해 봐."

수호는 손으로 윤재의 아랫배를 눌렀어.

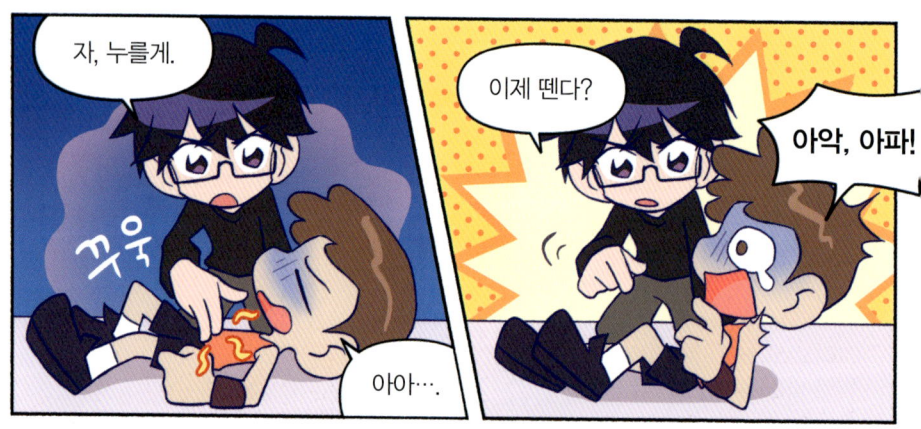

윤재는 아랫배를 누를 때보다 손을 뗄 때 훨씬 더 고통스러워하며 비명을 질렀어.

때맞춰 담임 선생님과 보건 선생님이 달려왔어. 보건 선생님은 윤재의 배를 누르고 있는 수호를 보고 눈이 휘둥그레졌어.

"그렇게 배를 누르면 안 돼."

수호는 놀라서 얼른 윤재의 배에서 손을 떼고 뒤로 물러섰어. 보건 선생님이 늘 목에 걸고 다니는 청진기로 고통스러워하는 윤재의 배를 청진했어.

"세상에, 식은땀 흘리는 것 좀 봐. 배 어디가 아픈 거니?"

윤재는 극심한 복통 때문에 말도 제대로 못하고 비명만 질렀어. 수호는 윤재를 대신해 설명했어.

"윤재가 어제저녁부터 배탈과 복통이 있어서 설사 멈추는 약을 먹었대요. 날음식이나 상한 음식은 안 먹었고, 주말에 집에만 있어서 바이러스나 세균에 감염되었을 확률도 낮아요. 그런데도 오전까지 설사하고 미열이 있었고, 좀 전에 짜장면 냄새를 맡고 메스꺼워하더니 구토했어요."

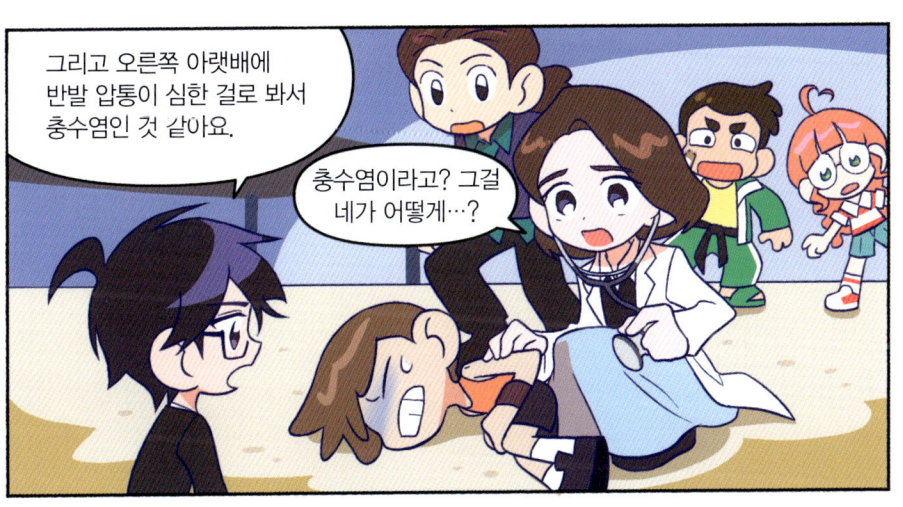

보건 선생님은 수호의 체계 있는 설명과 진단에 놀라 입을 다물지 못했어. 아니, 이 자리에 있는 모두가 놀란 표정을 지었지.

마음이 다급한 수호가 보건 선생님을 재촉했어.

"선생님, 빨리 확인해 주세요. 만약 충수염이 맞다면 복막염으로 번질 수도 있잖아요."

보건 선생님은 윤재의 아랫배를 눌렀다가 떼어 보며 반응을 살폈어.

"네가 왜 배를 누르고 있나 했더니 반발 압통을 확인하고 있었구나. 선생님, 어서 윤재 부모님께 연락해 주세요. 충수염이 확실하면 바로 수술해야 하니까요. 저는 윤재 데리고 먼저 병원으로 가겠습니다."

윤재는 곧바로 보건 선생님과 함께 병원으로 떠났어. 남겨진 아이들은 걱정과 당황으로 멍해져 있을 뿐이었지.

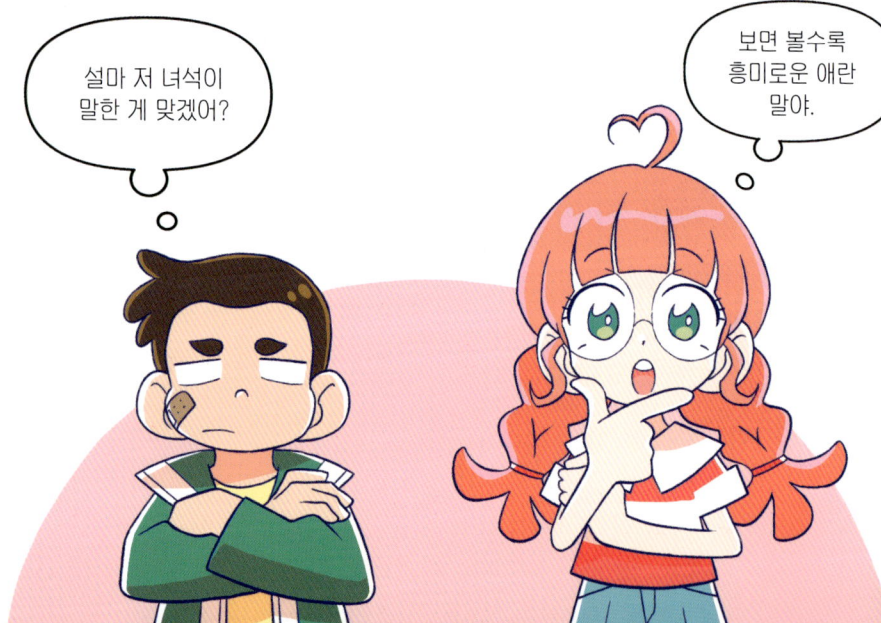

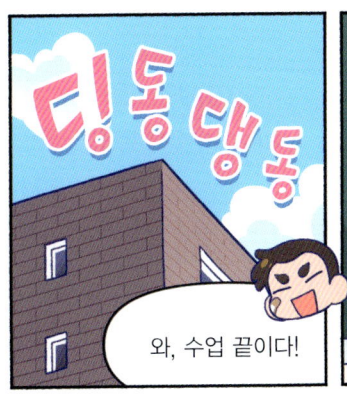
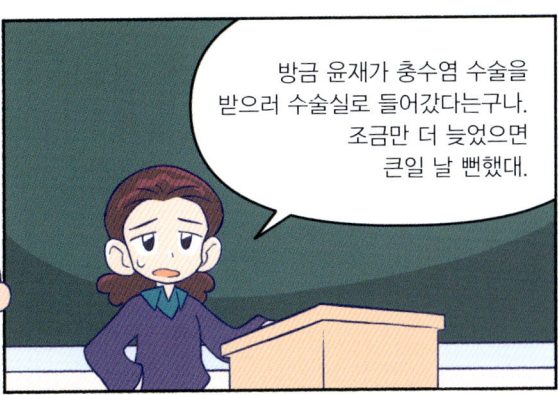
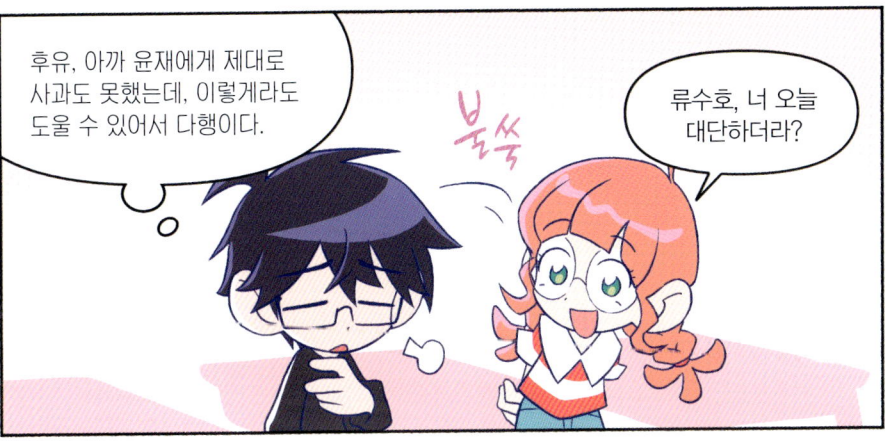
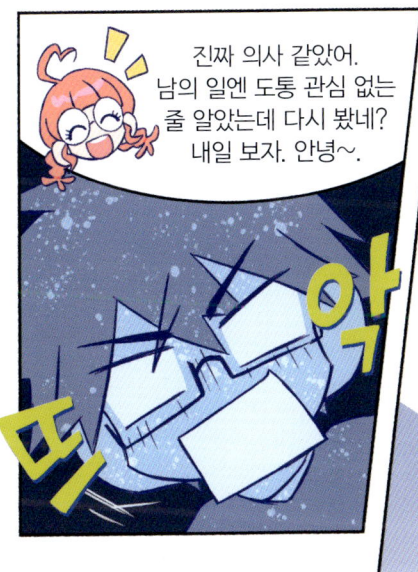
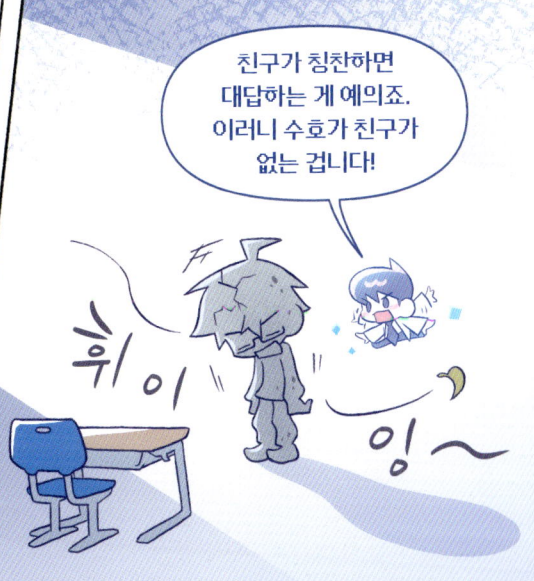

바루다의 의학 상식

다 같은 복통이 아니야!

　흔히 배가 아픈 증상을 '복통'이라고 합니다. 복통은 생명이 위급한 급성 질환부터 오래 끌고 잘 낫지 않는 만성 질환까지 매우 다양한 질환에서 나타납니다. 원인도 셀 수 없이 다양하지요. 우리가 배라고 부르는 '복부'는 단순히 가슴과 다리 사이가 아니라 위, 장, 간, 담낭, 췌장 등 여러 기관이 모여 있는 아주 중요한 곳이기 때문입니다.

　대체로 복통은 질환이 생긴 장기 부근에서 발생합니다. 그런 만큼 배의 어느 부분에서 통증이 느껴지느냐에 따라 각기 다른 질환을 의미할 수 있습니다.

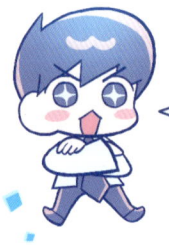

복통은 절대 가볍게 볼 증상이 아닙니다. 명치 부위가 체한 듯한 가벼운 통증이 생명을 위협하는 심근 경색이나 대동맥 파열의 전조 증상일 수 있으니까요.

복통의 위치에 따라 의심해 볼 질환

[오른쪽 윗배 통증]
담낭 결석, 담낭염 같은
담낭 질환, 간염 등

[배꼽 주위]
장염, 장폐색,
복부 대동맥 파열 등

[왼쪽 윗배 통증]
위염, 위궤양,
과민성 대장염, 췌장염 등

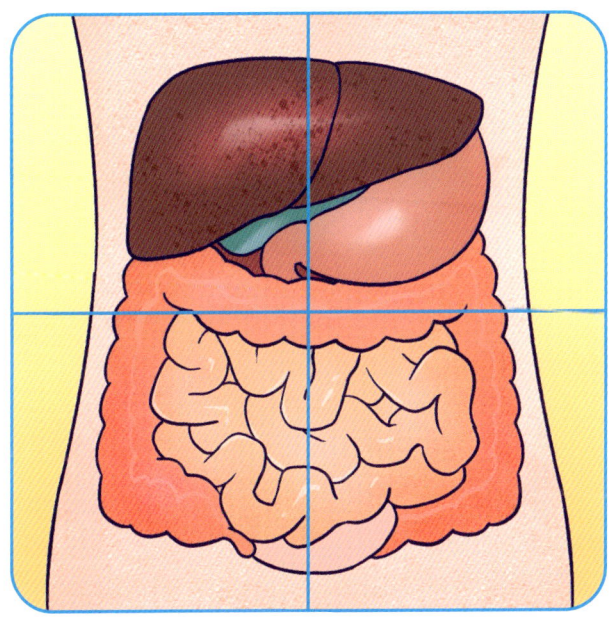

[오른쪽 아랫배 통증]
충수염(맹장염),
(여성의 경우) 난소 질환,
자궁 근종 등

[배 전체 통증]
식중독, 급성 복막염,
과민성 대장 증후군 등

[왼쪽 아랫배 통증]
신장 결석, 게실염 등

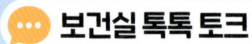 보건실 톡톡 토크

보건 샘, 질문 있습니다!

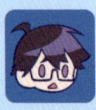 보건실은 어떤 곳인가요?

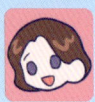 학교 내에서 학생들의 건강을 보호·관리하고 응급 처치를 제공하는 공간이에요. 학생들이 다치거나 감기나 두통 등으로 아플 때 와서 치료받고 편히 쉴 수 있는 곳이지요.

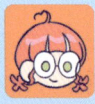 보건실에는 어떤 의료 장비가 있나요?

 청진기, 체온계, 혈압계 같은 기본적인 의료 도구를 비롯해 소독약이나 거즈 같은 응급 처치 도구들이 갖춰져 있어요. 아픈 학생들이 쉴 수 있는 간이 침대와 각종 보건 자료도 마련되어 있고요.

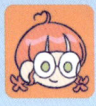 학교마다 보건실이 있나요?

 네, 학교마다 의무적으로 있어야 합니다.

보건 선생님이 하는 일은 정확히 무엇인가요?

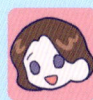 보건 교사는 학생들의 건강을 관리하고 건강에 관한 교육을 담당하는 교사예요. 기본적으로 여러분이 아프거나 다쳤을 때 응급 처치를 해주고요. 건강 검진, 예방 접종, 감염병 예방 활동 등 건강에 관한 다양한 일을 해요. 학생들의 정신 건강 문제를 상담하기도 한답니다.

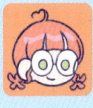 보건 선생님이 되려면 어떻게 해야 하나요?

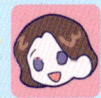 먼저 간호학과에 진학하고, 교사 자격을 갖추기 위한 수업을 추가로 이수해야 해요. 그런 다음 국가 고시를 치러 간호사 면허를 취득하면 보건 교사 자격을 얻게 돼요. 마지막으로 교사를 뽑는 임용 고시에 합격하면 보건 교사가 된답니다.

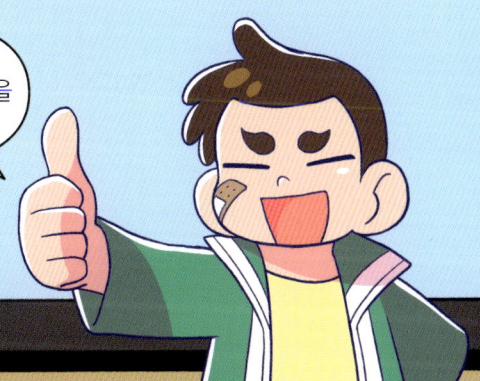

간호사와 교사, 1인 2역을 하는 보건 샘을 능력자로 인정합니다!

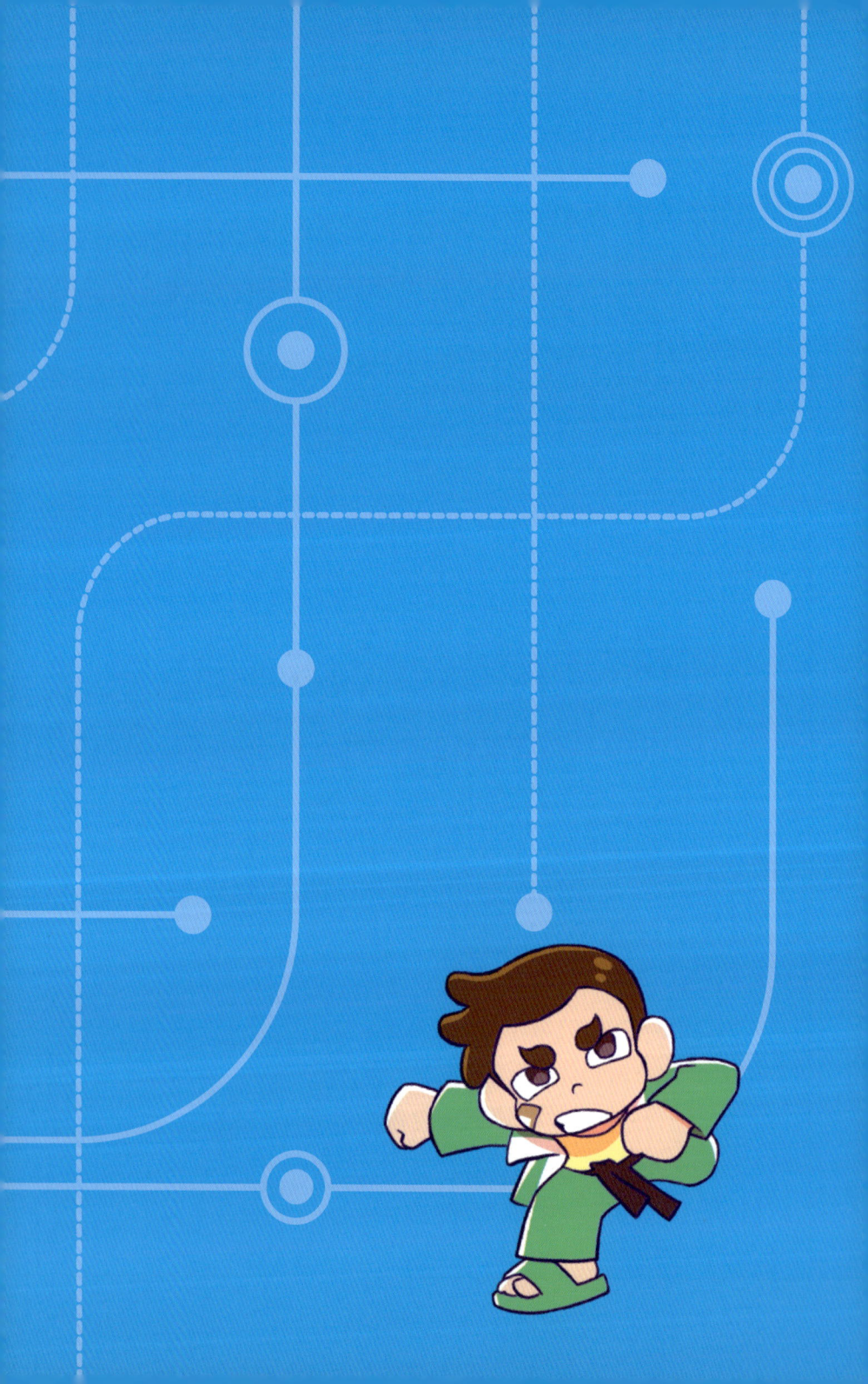

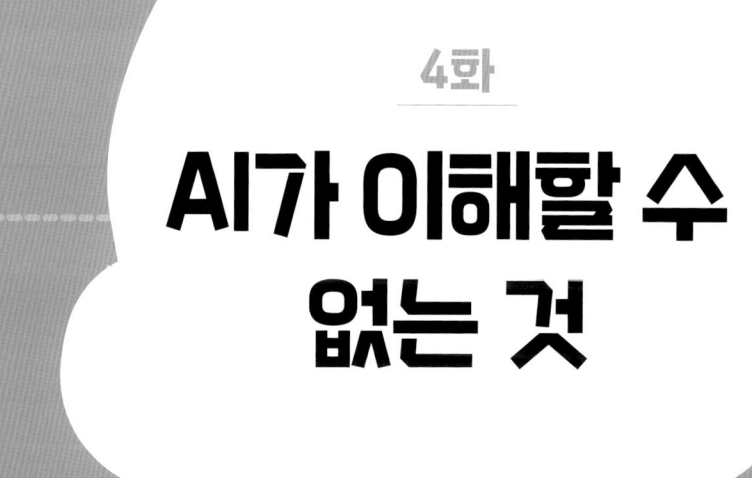

매주 일요일은 수호와 아빠가 온종일 함께 시간을 보내는 날이야. 어떤 날은 함께 도서관에 가서 책을 읽기도 하고, 어떤 날은 공원에 가서 운동을 하기도 해. 평소에 해 보고 싶었던 버킷 리스트를 하나씩 도전해 보기도 하지. 하루 종일 집에서 뒹굴뒹굴하며 TV를 보거나 낮잠을 자기도 하고, 어떤 날은 요리를 만들어 먹기도 해.

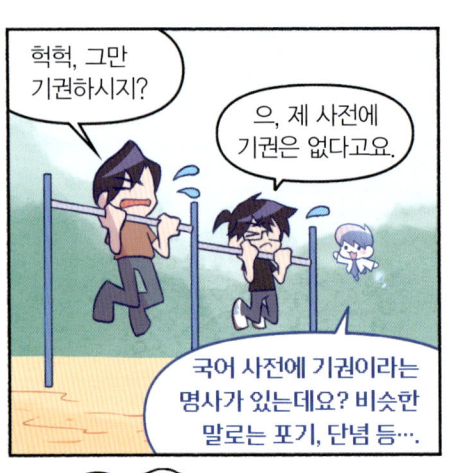

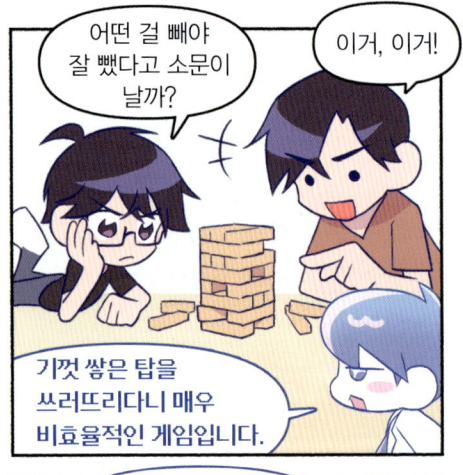

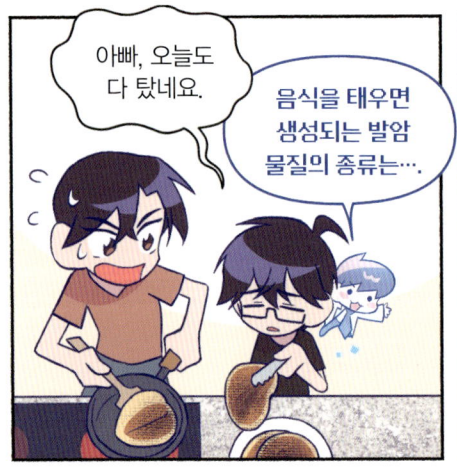

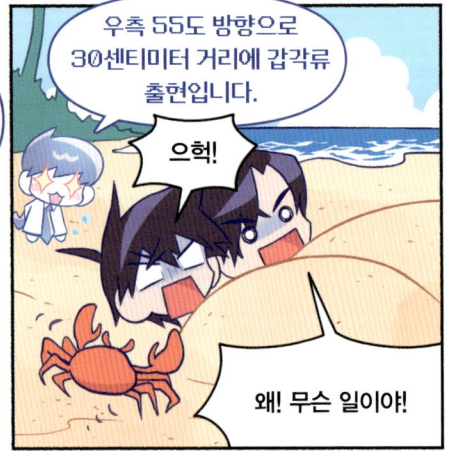

그중에서도 셋째 주 일요일은 '여행의 날'로 정했어. 전국 곳곳의 이름난 산이나 강으로 떠나기도 하고, 문화 유적지를 답사하기도 하고, 맛집 여행을 다니기도 해. 이번 주에는 캠핑을 떠나기로 했어.

수호와 아빠는 아침부터 분주하게 이것저것 챙겨서 차에 올랐어. 바루다도 처음 떠나는 캠핑에 한껏 들떴지.

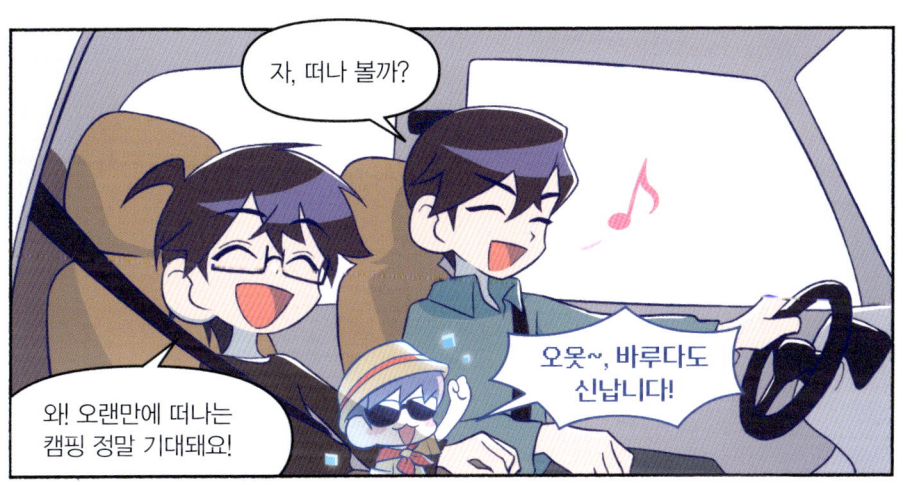

차가 출발하자 수호는 차창 밖의 풍경으로 시선을 던졌어. 녹음이 짙어 가는 가로수들이 마음을 깨끗하게 씻어 주는 것 같았지. 그 평화로움을 깨 버린 건 바로 바루다였어.

[수호, 큰일 났습니다. 빨리 여기를 보십시오.]

바루다가 다급한 목소리로 수호를 불렀어.

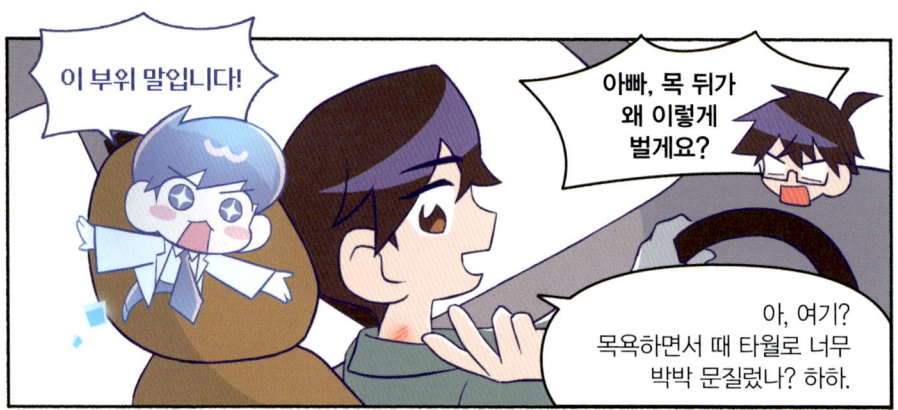

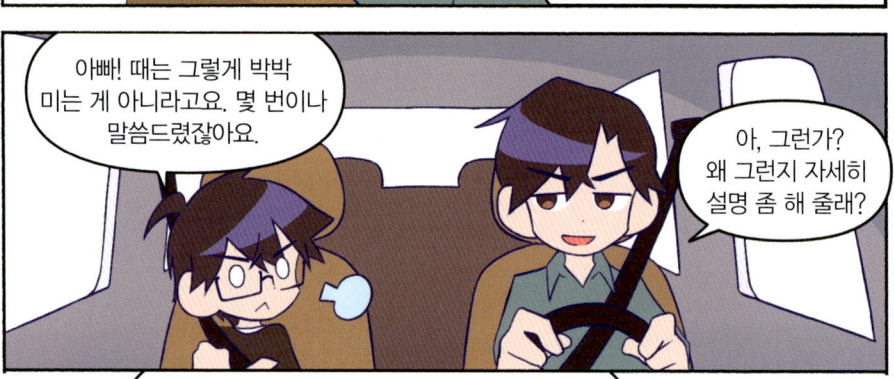

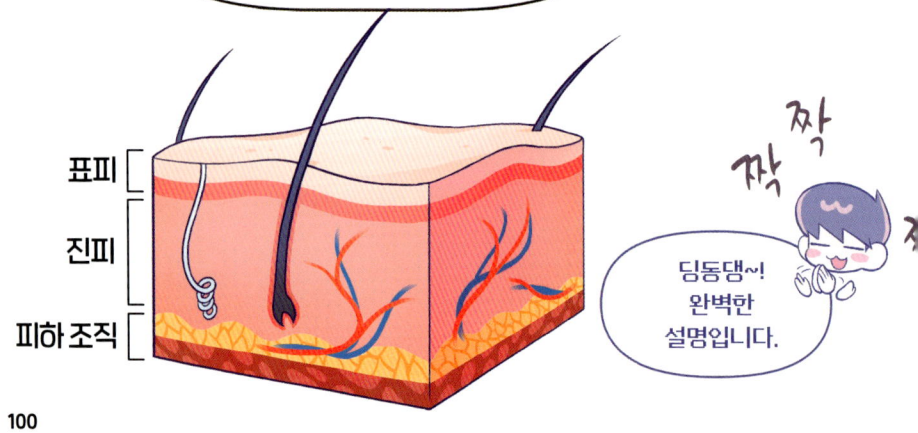

"때를 민다는 건 몸의 보호막이 되어 주는 피부의 기능을 없애는 거예요. 결론은 때가 적당히 있는 게 좋아요."

아빠는 마치 몰랐던 사실을 처음 알았다는 표정을 지었어.

"아하! 그렇구나!"

수호가 입을 부루퉁하니 내밀었어.

"치이, 다 아시면서도 왜 자꾸 그러시는 거예요?"

"목욕은 뭐니 뭐니 해도 때 목욕이거든. 그래야 개운하단다."

아빠가 서서히 속도를 줄이며 덧붙였어.

"또 때 목욕 덕분에 재미있는 이야기도 하고, 우리 아들이 얼마나 많이 아는지도 알아볼 수 있잖니. 봐봐, 얘기하다 보니 어느새 목적지에 도착했지?"

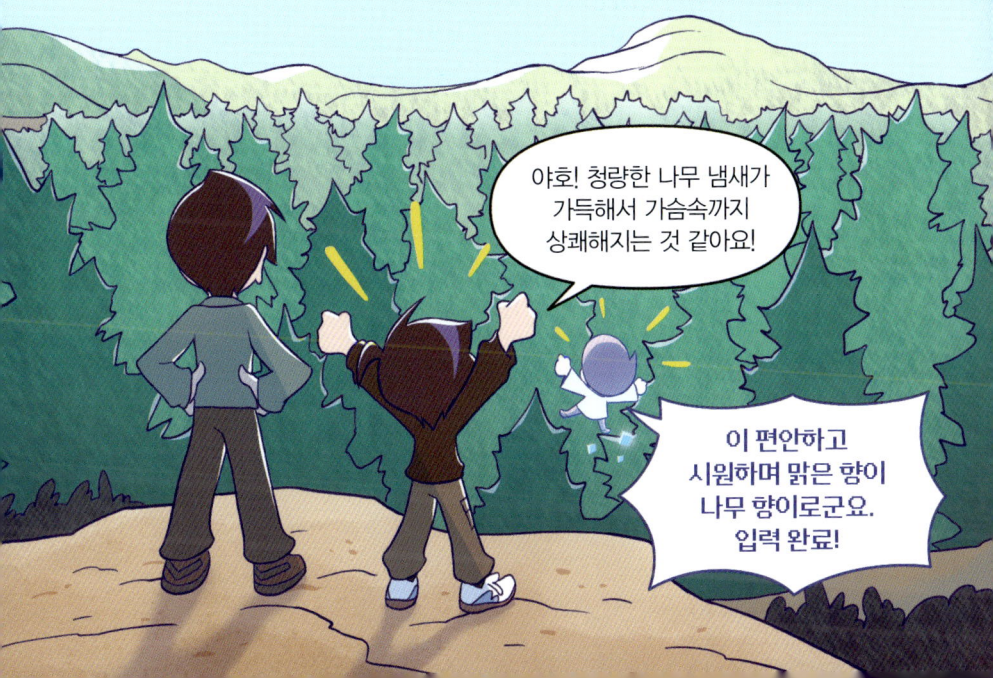

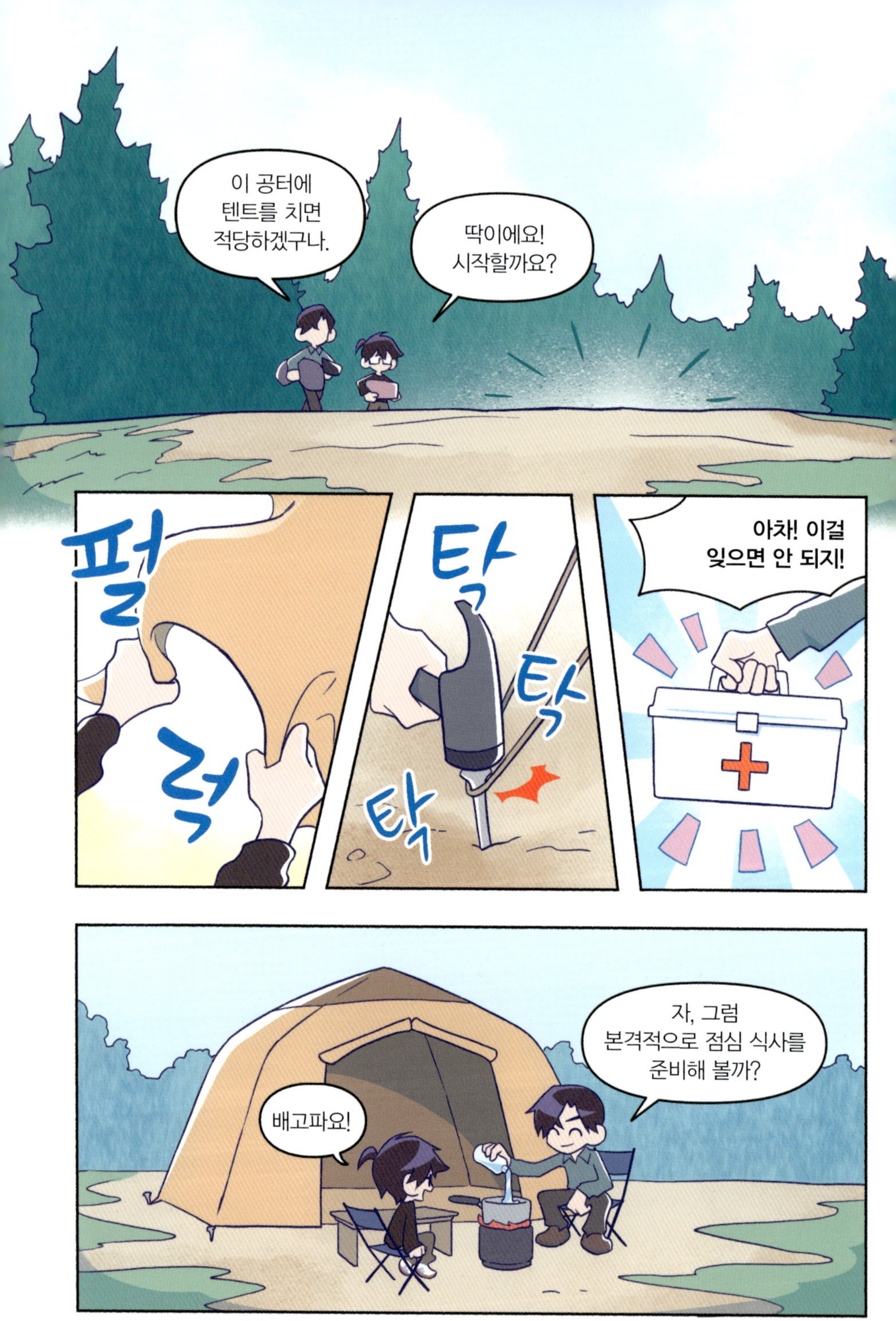

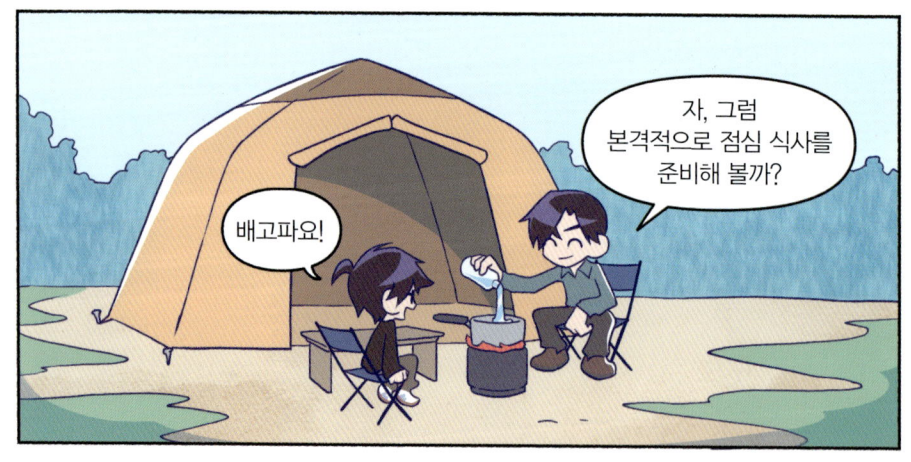

점심 식사라는 말에 바루다의 표정이 환해졌어.

[메뉴가 뭡니까? 짜장면은 안 먹습니까? 요새 시도 때도 없이 짜장면 맛과 향이 생각나지 뭡니까? 제 삶은 짜장면 맛을 알기 전과 후로 나뉘는 것 같습니다.]

수호는 바루다의 너스레에 웃음을 참기 어려웠어.

'바루다, 너 짜장면 맛에 아주 단단히 빠졌구나? 오늘 메뉴를 맛보면 또 생각이 달라질 거야.'

아빠가 팔팔 끓는 물에 스프와 면을 넣었어.

라면이 익어 가는 냄새를 맡은 바루다의 눈이 휘둥그레졌어.

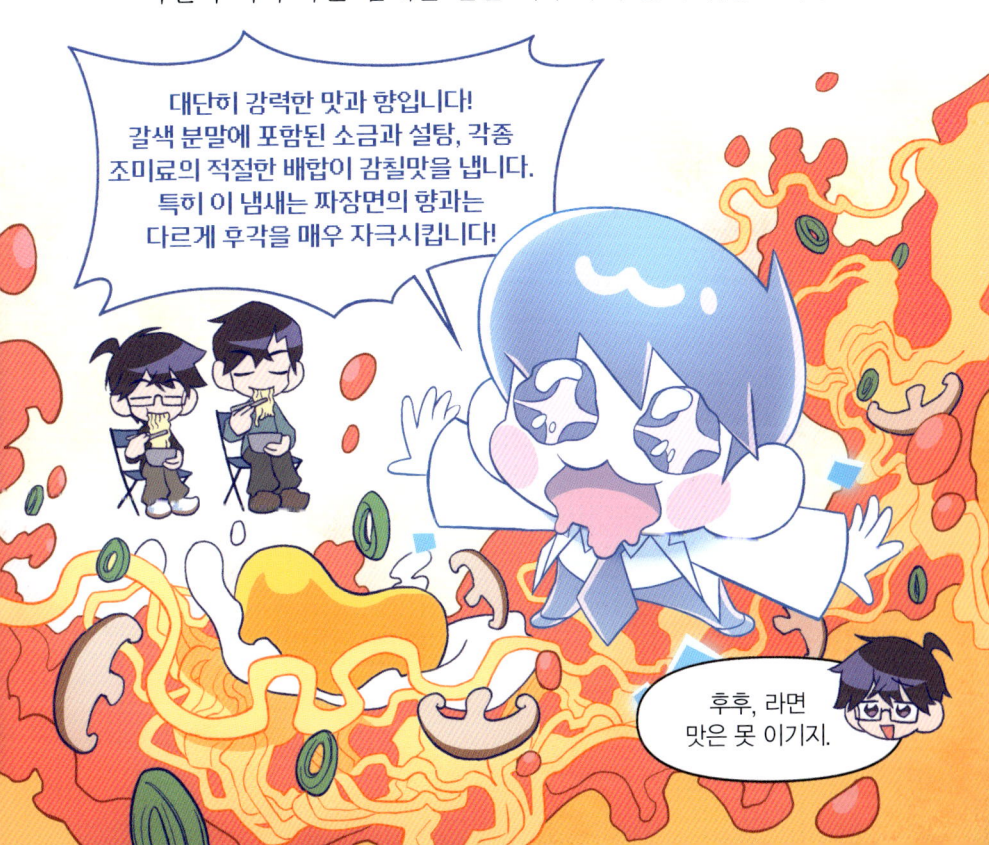

대단히 강력한 맛과 향입니다!
갈색 분말에 포함된 소금과 설탕, 각종 조미료의 적절한 배합이 감칠맛을 냅니다.
특히 이 냄새는 짜장면의 향과는 다르게 후각을 매우 자극시킵니다!

후후, 라면 맛은 못 이기지.

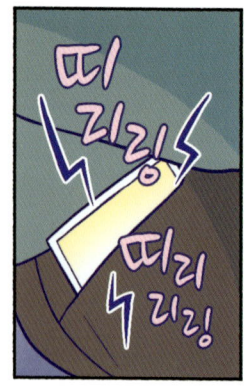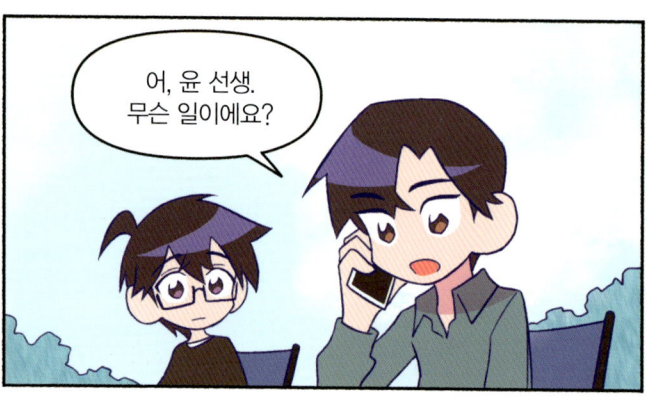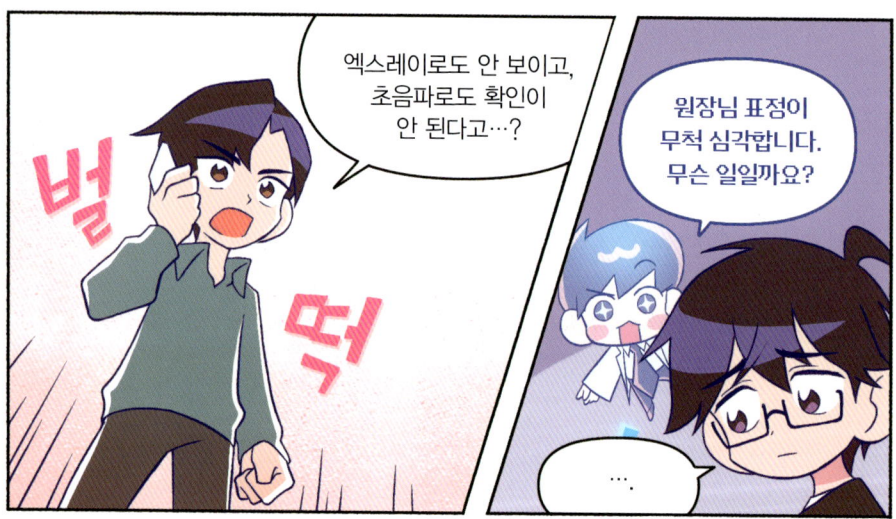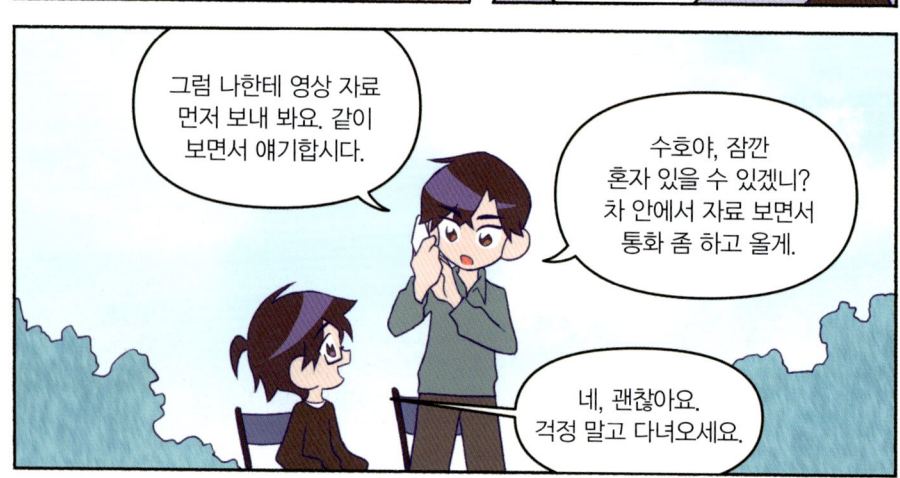

수호 아빠가 운영하는 수호 소아과는 동네에서 드물게 1년 365일 진료를 보는 병원이야. 아픈 아이들이 언제든 병원에 가서 치료받을 수 있어야 한다는 생각으로 휴일 없이 운영하고 있어. 일요일만 다른 의사 선생님이 진료를 보는데 응급 환자나 판단이 어려운 환자가 있으면 아빠 핸드폰에 불이 나는 경우가 많았어. 어떨 때는 여기가 여행지인지 병원인지 모를 정도로 계속 통화만 하기도 했고, 아예 병원으로 달려가는 일도 종종 있었지.

수호는 이런 상황이 익숙했어. 그렇다고 아무렇지 않은 건 아니었어. 바쁜 아빠와 함께하는 유일한 시간을 방해받는 게 못내 아쉬웠지. 그러나 그런 마음을 내색하지는 않았어.

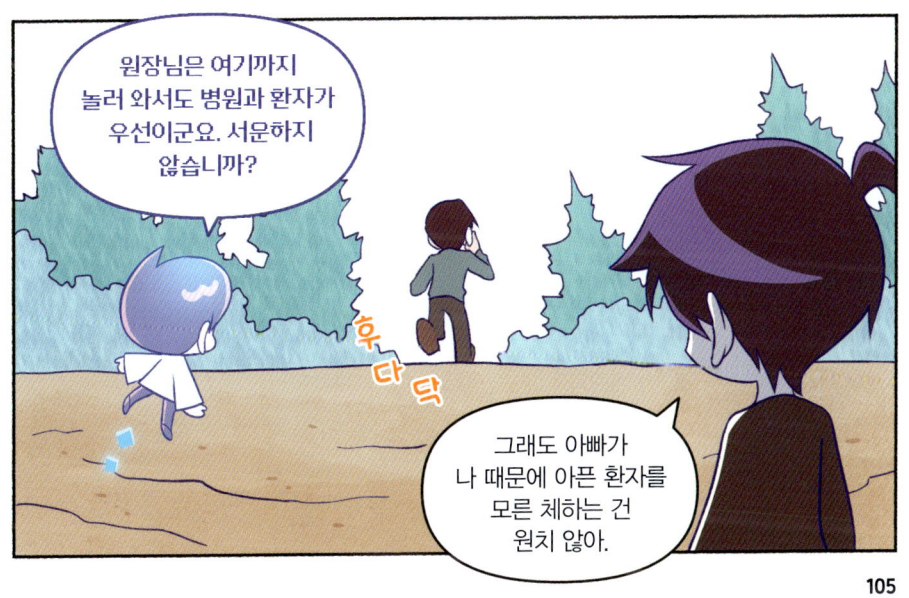

수호는 아빠가 반도 채 먹지 못한 라면 그릇을 치웠어. 그리고 가져온 책을 폈어. 요즘 아주 흥미롭게 읽고 있는 의학 상식에 관한 책이었지.

한 페이지, 한 페이지 넘기다 보니 주위가 점점 고요해졌어. 수호가 책에 빠져들 무렵, 어디선가 익숙한 목소리가 들렸어.

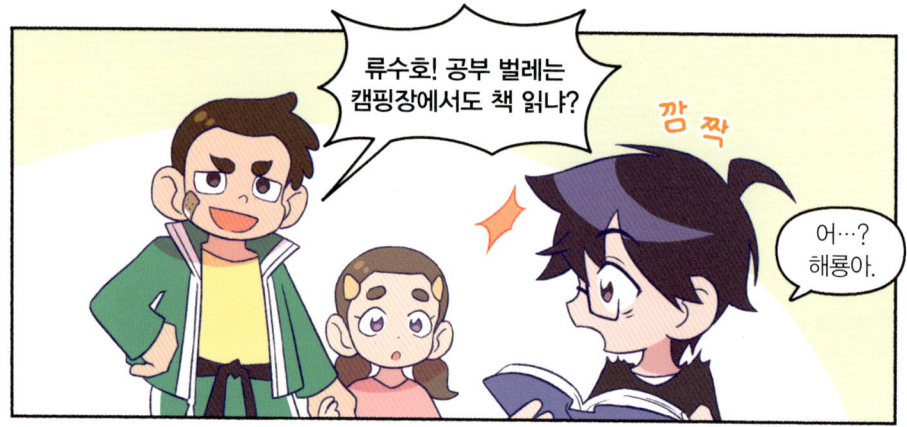

수호는 갑작스런 해룡이의 등장에 당황했어. 그런데다 해룡이가 시비를 걸듯 퉁명스레 말을 거는 바람에 뭐라 대꾸해야 할지 몰라 머뭇거리다가 그만 다음 말을 멈추고 말았어.

수호가 아무 대꾸도 하지 않자 무시당한 기분이 든 해룡이는 굳은 표정을 지었어. 그러고는 동생으로 보이는 여자아이를 번쩍 안아 들고 중얼거리며 지나가 버렸어.

"저 오빤 우리 예쁜 해리한테 인사도 안 해 준다, 그치?"

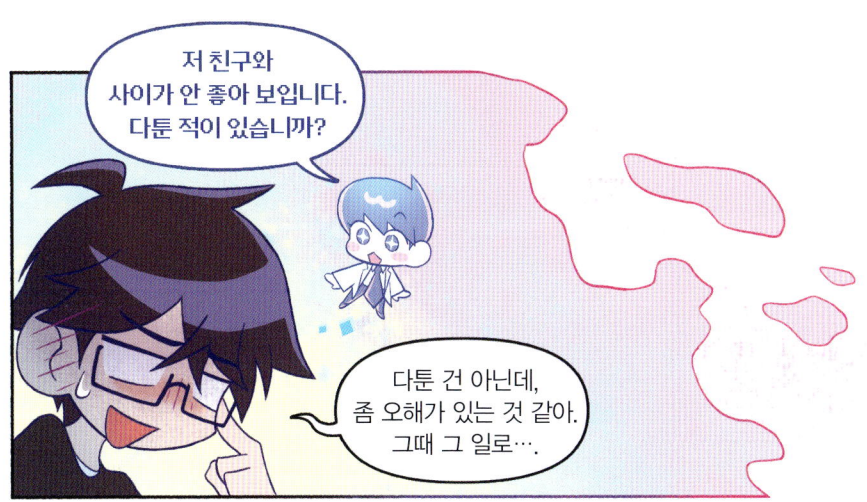

해룡이가 수호를 까칠하게 대하기 시작한 건 몇 달 전 쉬는 시간에 일어난 일 때문이었어. 복도에서 신나게 뛰놀고 있는데 같은 반 태오가 창문으로 날아든 벌에 쏘인 거야.

태오가 고통스러운 비명을 질렀어.

"아악!"

아이들이 태오 주변으로 몰려들었어. 하필 담임 선생님이 자리를 비우고 안 계셔서 다들 어쩔 줄 모르며 걱정만 했지.

"헉! 빨갛게 부풀고 있어."

"어떡해. 물로 닦아야 하나?"

"그냥 놔둬. 괜히 건드렸다가 덧날지도 몰라."

그때 해룡이의 머릿속에 어른들한테 들었던 응급 처치법이 떠올랐어.

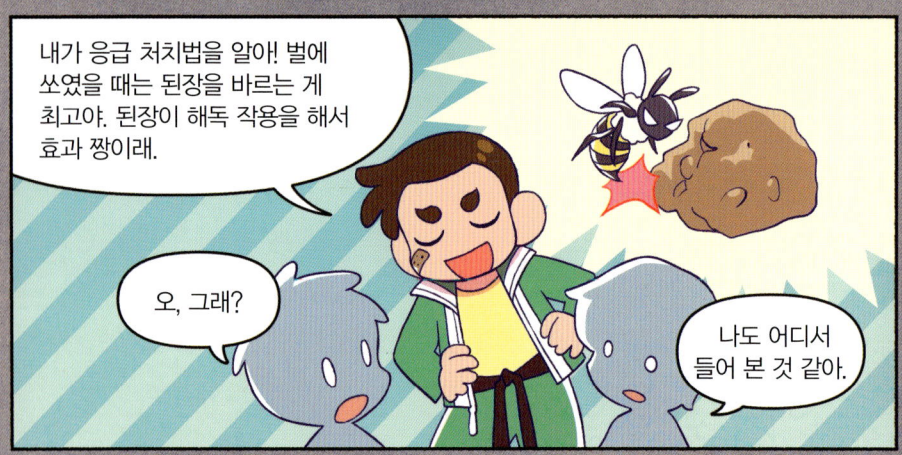

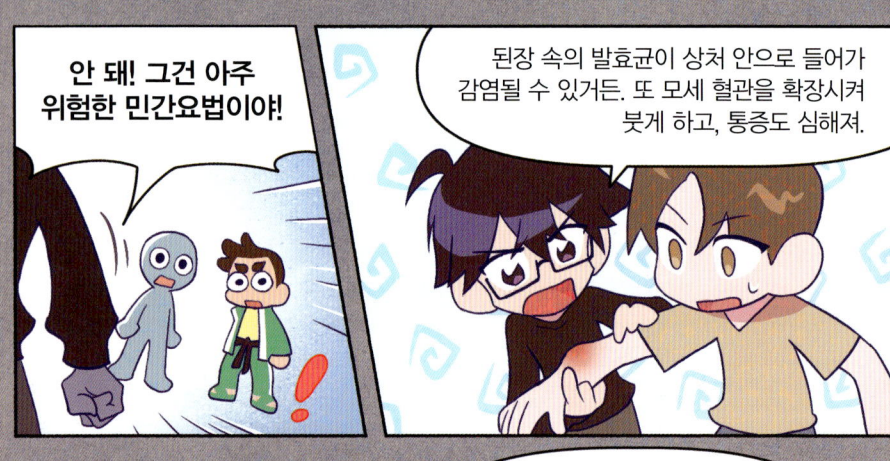

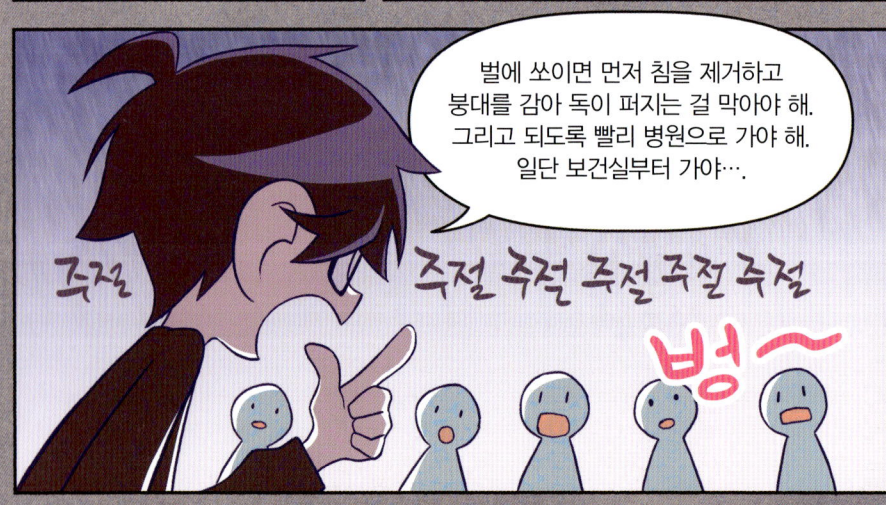

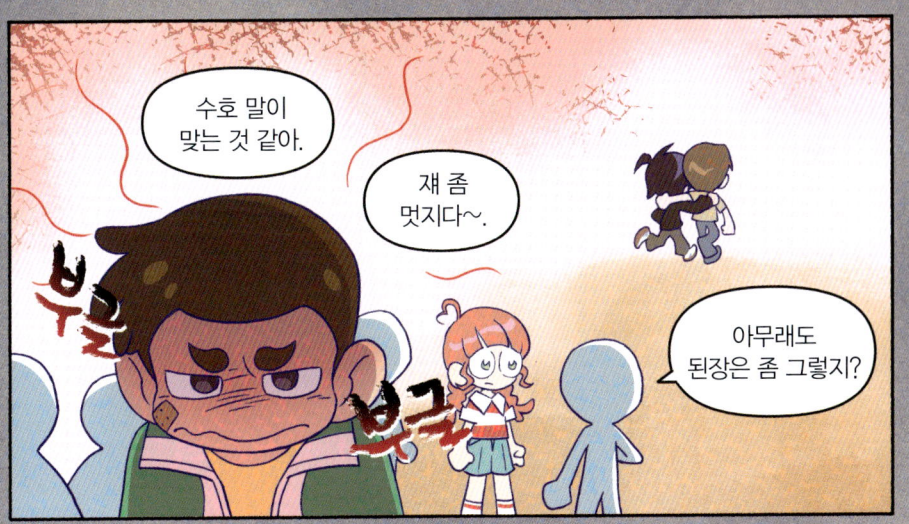

해룡이는 너무 자존심이 상했어. 수호가 아이들 앞에서 자신을 무시하고 망신 줬다고 생각했지.

그날 이후 해룡이는 수호를 대놓고 싫어하거나 무시했어.

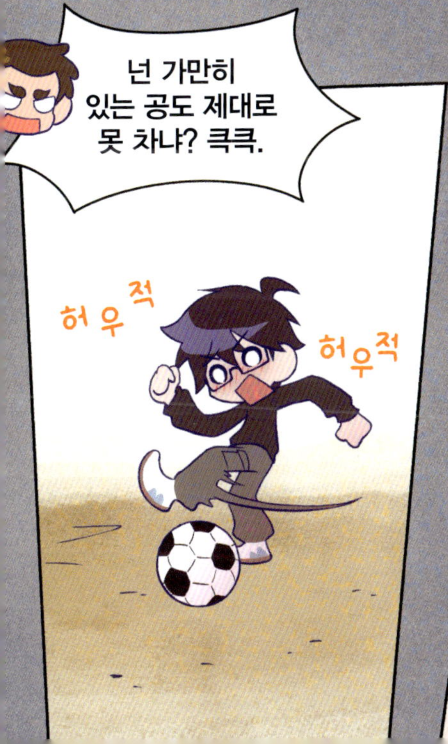

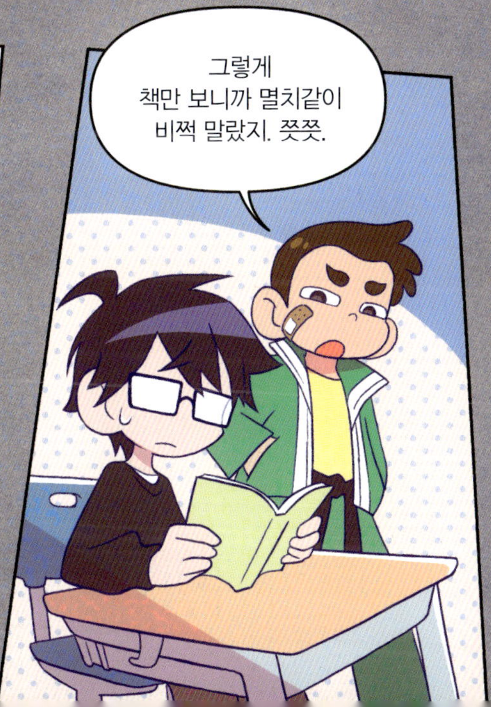

얼마 전에 수호가 윤재의 충수염을 알아낸 것도 우연의 일치라며 인정하지 않았어. 그런데도 자꾸 약이 올랐어. 자기가 시비를 걸든 말든 수호가 아무 반응도 하지 않기 때문이었어. 사실 수호는 어떻게 대해야 할지 몰라서 가만히 있는 건데, 해룡이는 그걸 모르고 맘대로 생각한 거였지.

"아무튼 류수호 그 녀석은 싫어. 정말 싫다고!"

지난 기억에 다시 짜증이 나려는데 귀여운 목소리가 들렸어.

"오빠. 오빠."

해룡이와 7살이나 차이가 나는 여동생 해리였어. 해룡이의 심술 맞은 눈에 순식간에 하트가 뜨고, 말투도 용용체로 변했어. 못 말리는 동생 바보였거든.

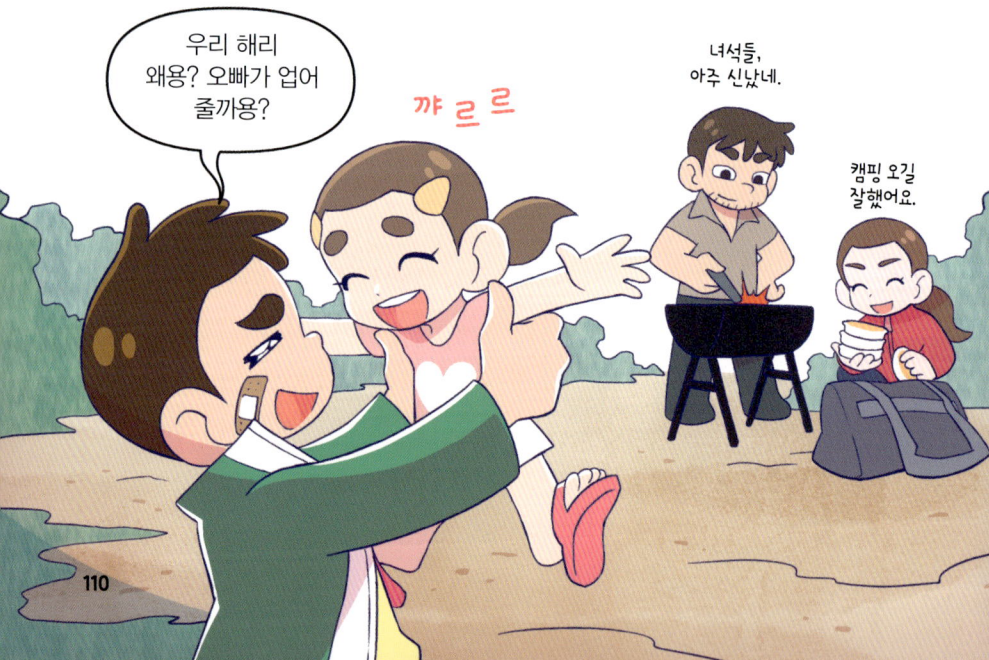

해룡이 아빠가 바비큐 그릴에 불을 피우다 말고 일어났어.

"아이코, 고기를 안 가져왔네. 차에 가서 가져와야겠다."

엄마도 펄펄 끓는 찌개 냄비를 테이블 위에 올려놓고 텐트를 나섰어.

"엄마 즉석 밥 데워 올게. 해리 잘 봐라."

"걱정 마세요."

둘만 남자 해룡이는 해리를 바닥에 내려놓았어.

"오빠가 장난감 만들어 줄게. 잠깐만 기다려."

그러고는 종이로 비행기를 접기 시작했지.

그사이 해리는 뒤뚱뒤뚱하며 주변을 걸어다니다가 테이블을 덮어 놓은 테이블보를 보았어. 화사한 빨간색 바둑무늬가 예뻐 보였는지 앙증맞은 손을 뻗었지.

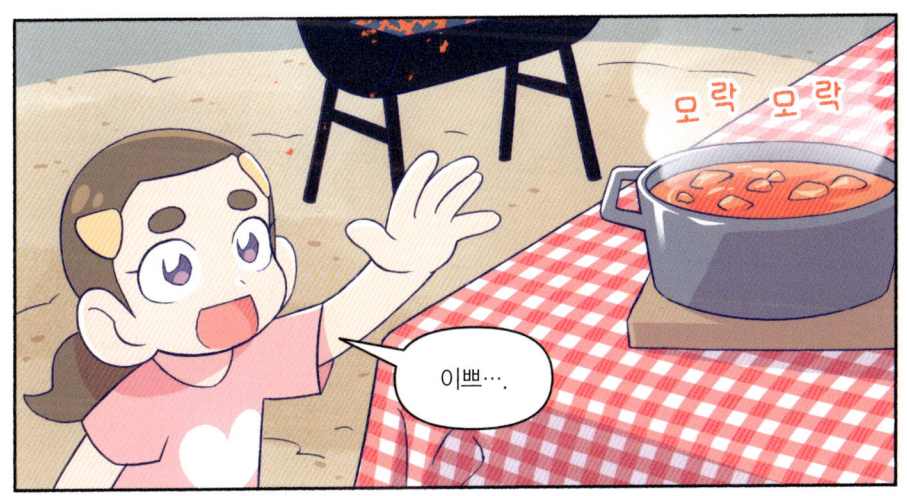

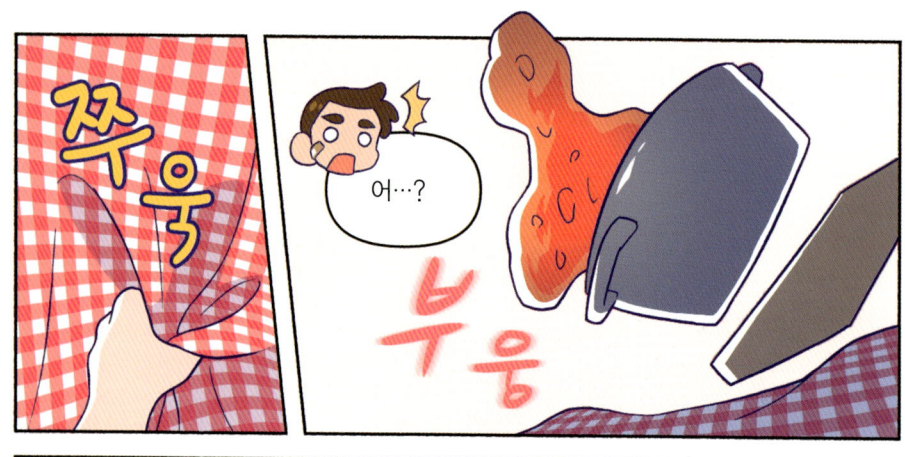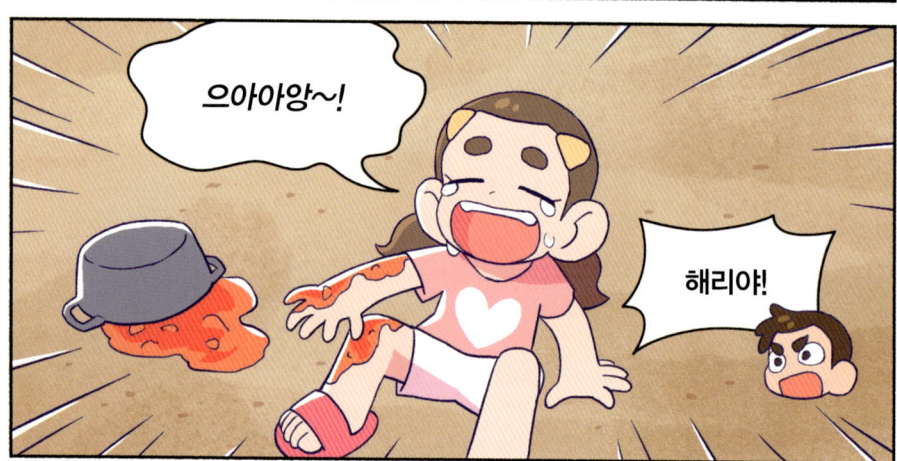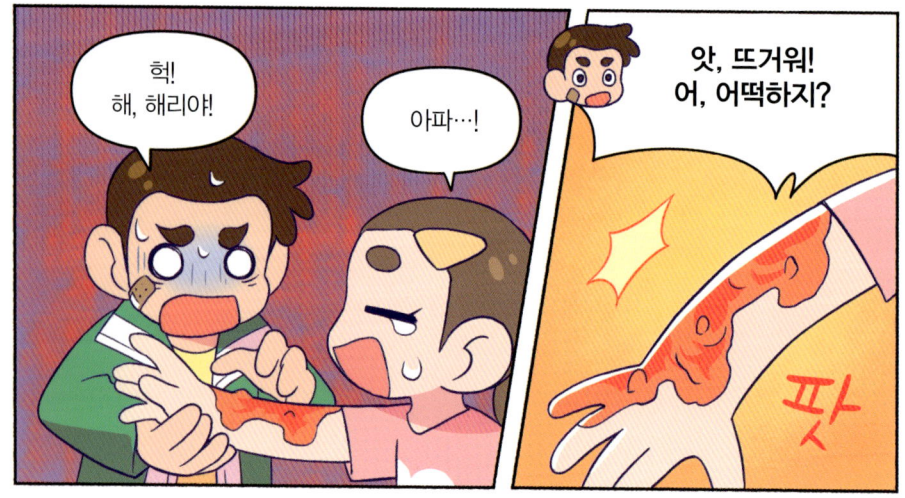

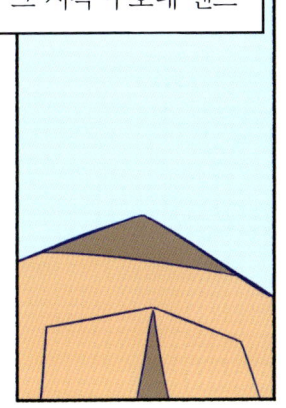
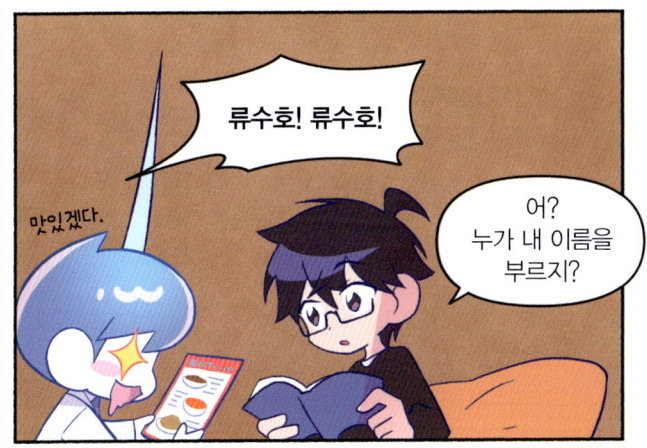
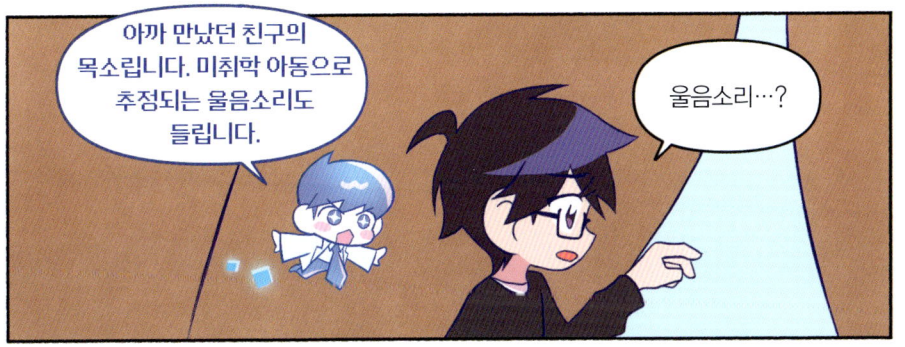
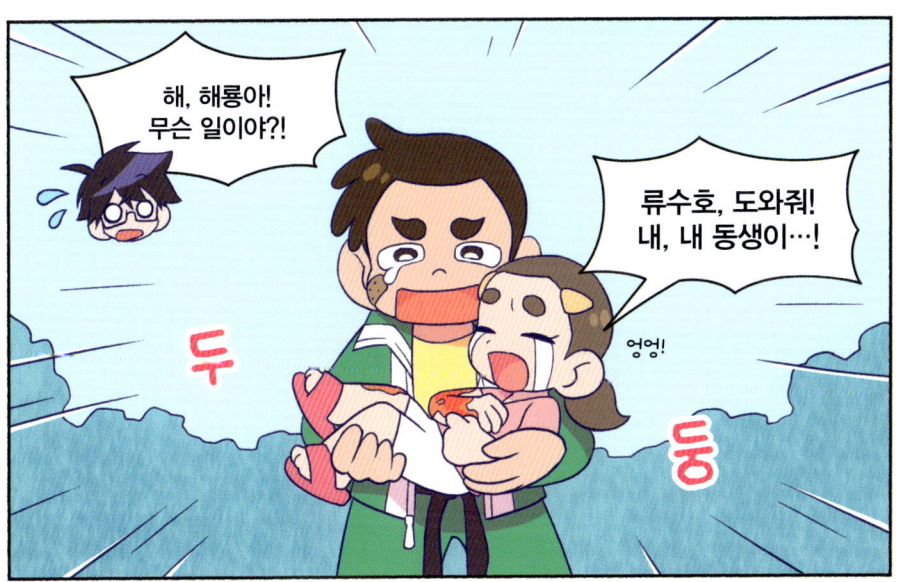

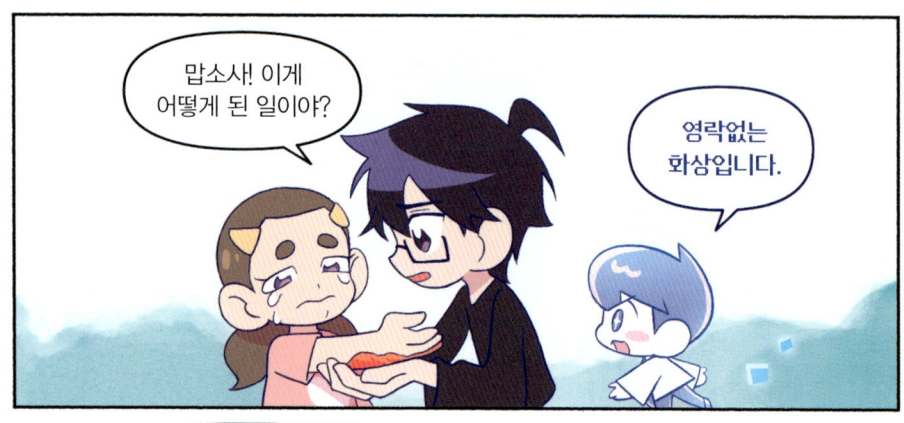

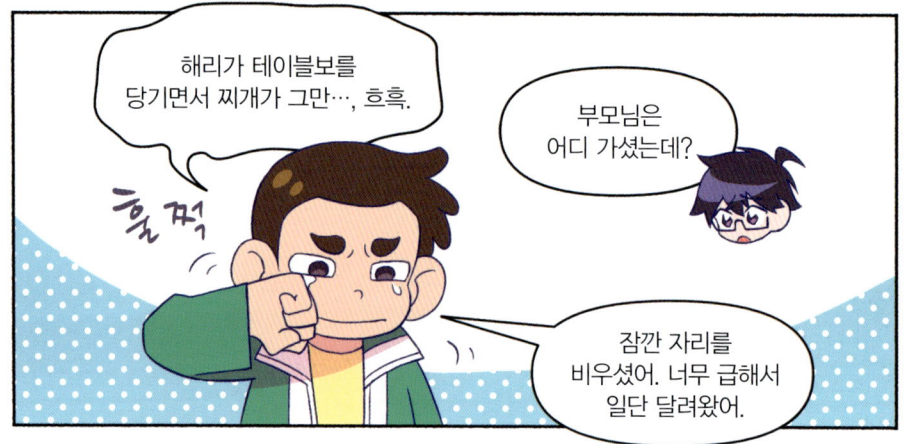

평상시의 대범한 모습과 달리 해룡이는 울음을 터트렸어.

"내 탓이야. 내가 지켜보고 있어야 했는데……."

수호가 손가락을 입에 대고 해룡이를 진정시켰어.

"쉿! 네가 울면 동생이 더 겁먹을 거야."

"아, 알겠어."

해룡이는 가까스로 울음을 삼키려 애썼어.

바루다가 해리의 상처를 살펴보며 말했어.

[화상은 깊이에 따라 정도와 증상이 다릅니다. 증상이 어느 정도인지부터 파악해야 합니다.]

수호는 1도 화상부터 4도 화상까지 화상의 정도를 떠올리며 해리의 상태를 판단해 봤어.

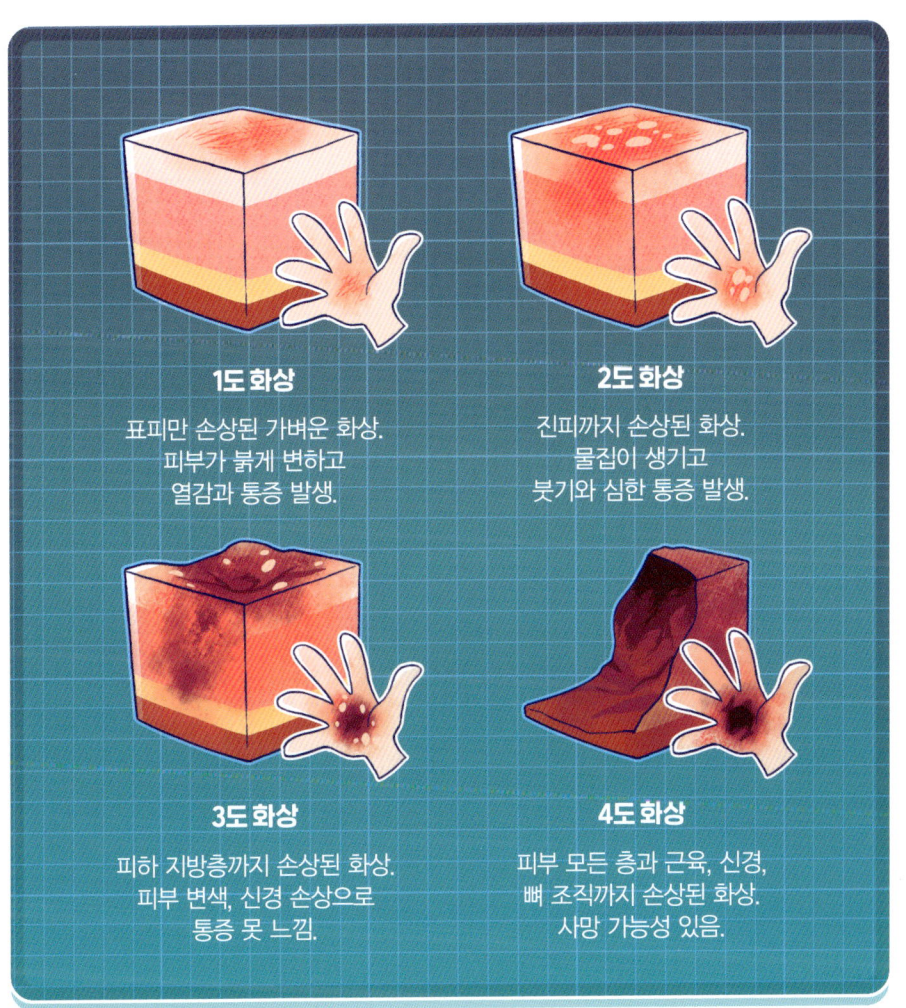

1도 화상
표피만 손상된 가벼운 화상.
피부가 붉게 변하고
열감과 통증 발생.

2도 화상
진피까지 손상된 화상.
물집이 생기고
붓기와 심한 통증 발생.

3도 화상
피하 지방층까지 손상된 화상.
피부 변색, 신경 손상으로
통증 못 느낌.

4도 화상
피부 모든 층과 근육, 신경,
뼈 조직까지 손상된 화상.
사망 가능성 있음.

'화상 부위에 잡힌 물집과 붓기, 심한 통증까지. 이건 2도 화상이야!'

판단을 내린 수호는 바루다와 응급 처치 방법을 논의했어.

'2도 화상은 신경 끝부분이 손상되지 않아서 화상 중에서 가장 고통스러워. 빨리 상처 부위의 열을 가라앉혀야 해. 아이스박스에 얼음이 있는데 그걸로 식히는 건 어떨까?'

[절대 안 됩니다. 얼음을 직접 화상 부위에 얹어 두면 동상의 위험이 있습니다. 차가운 물에 담그거나 흐르는 수돗물로 5~10분간 식혀 주는 게 좋습니다.]

수호는 빠르게 생각을 정리했어. 그러고는 텐트 옆에 놓인 구급상자를 집어 들고는 해룡이에게 다급하게 말했어.

"난 네 동생 데리고 수돗가로 갈게! 넌 부모님을 모셔 와."

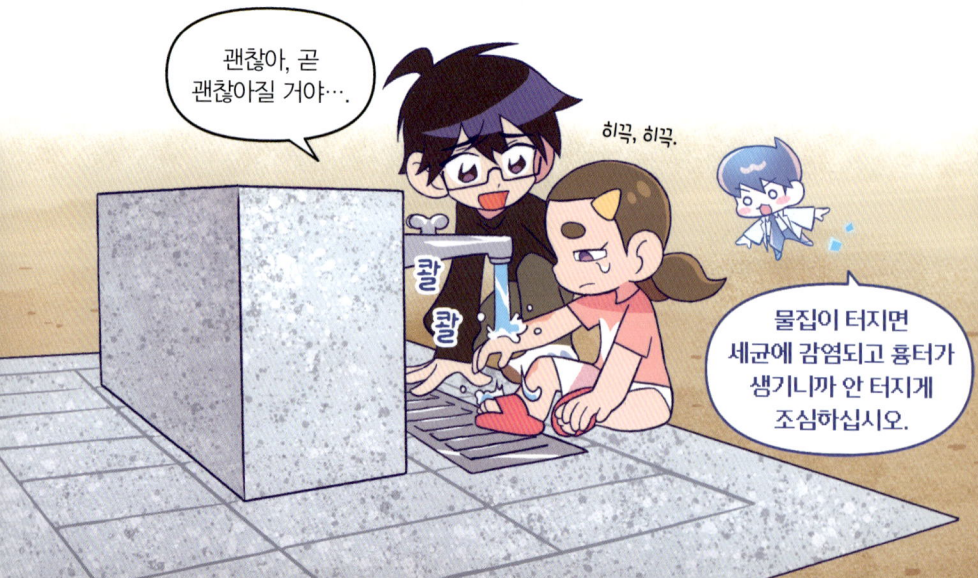

아까까지만 해도 숨넘어가게 울던 해리는 찬물에 열기가 빠지며 통증이 덜한지 울음이 조금 잦아들었어.

수호는 가져온 구급상자를 열어 깨끗한 거즈를 꺼냈어. 그리고 세균에 감염되지 않도록 상처를 거즈로 살짝 덮었지. 어찌나 긴장했는지 콧잔등에 땀이 송글송글 맺혔어.

때마침 텐트로 달려갔던 해룡이가 돌아왔어. 곁에는 해룡이의 부모님과 주차장에서 만난 수호 아빠가 함께 있었어.

오는 길에 해룡이가 부모님에게 울먹이며 하는 얘기로 대강의 상황을 짐작한 수호 아빠는 자신을 의사라고 소개하며 가족을 안심시켰어. 그리고 수호로부터 화상을 입은 경위와 응급조치 과정을 들으며 거즈를 들추고 화상 정도를 확인했지.

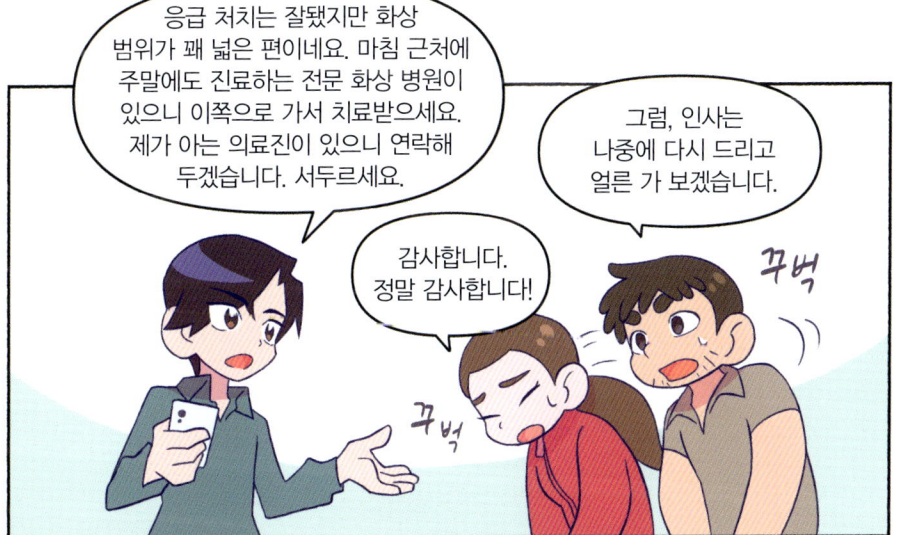

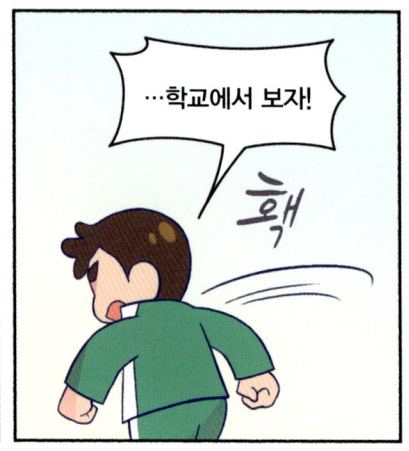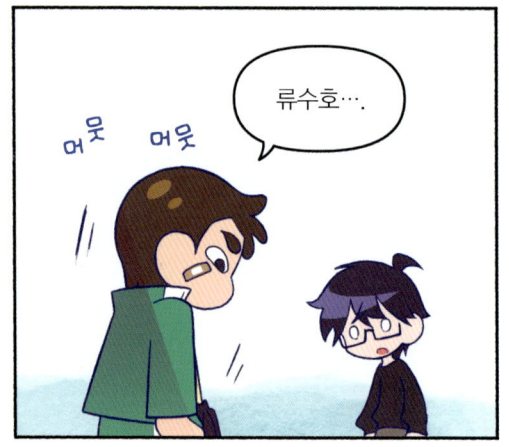

　수호는 그제야 안도의 한숨을 내쉬며 바닥에 철퍼덕 주저앉았어. 수돗물에 흠뻑 젖은 옷에서 물이 뚝뚝 흘러내렸지.

"흉이 안 졌으면 좋겠는데……."

아빠가 수호를 대견한 듯 바라봤어.

"응급 처치를 아주 잘했던걸? 걱정돼서 화상 전문 병원에 가 보시라 했지만 열을 빨리 식혀서 괜찮을 거야."

　이렇게 수호는 수호대로, 아빠는 아빠대로 한바탕 응급 상황을 치르고 나서야 비로소 캠핑의 여유를 되찾았어. 아빠는 나무 사이로 비치는 햇살을 받으며 단잠에 빠져들고, 수호는 그 곁에서 아무것도 하지 않은 채 짙은 녹음을 느꼈어.

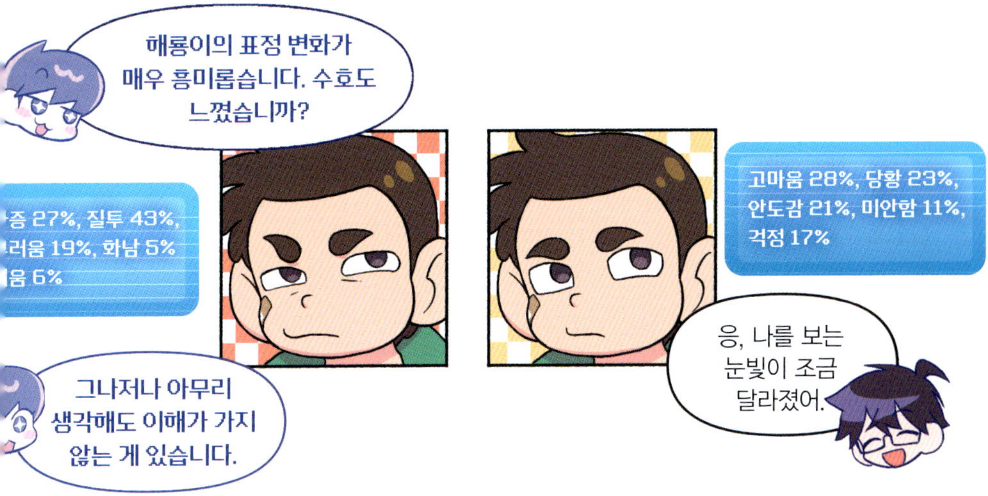

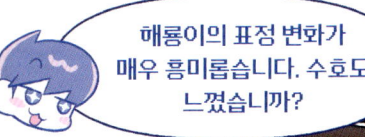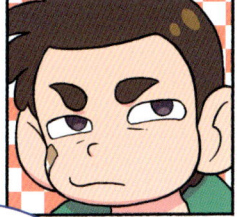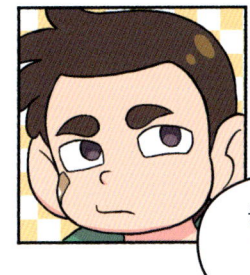

[평소 나해룡의 까칠한 태도로 봐서는 절대 수호에게 도움을 요청하지 않을 것 같은데 말입니다. 왜 갑자기 그런 걸까요?]

수호가 피식 웃었어.

'그래. 그런 건 AI가 이해하기에는 무리일 거야. 아무리 바루다 네가 오감을 느껴도 인간의 정까지 느끼기는 어렵겠지.'

[인간의 정? 그게 뭡니까?]

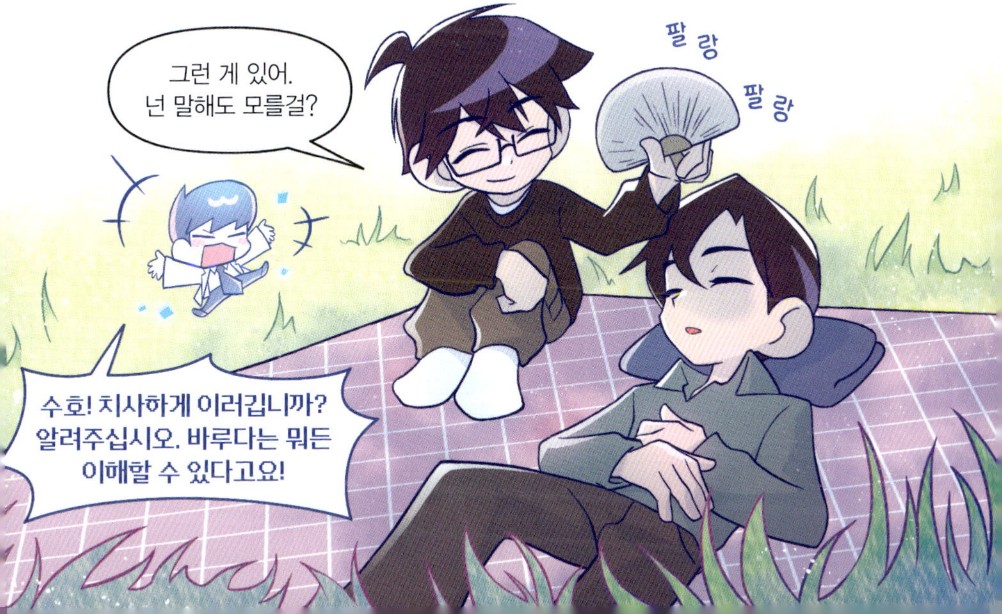

바루다의 의학 상식

알아 두면 좋은 화상 응급 조치

화상은 뜨거운 물이나 불 등 열로 인해 피부 세포가 파괴되거나 괴사되는 것을 말합니다. 화상이 일어나는 원인은 뜨거운 물이나 불뿐 아니라 화학 약품, 전기, 햇볕, 극심하게 차가운 온도 등 매우 다양합니다. 따라서 각각에 맞는 응급 조치법을 알아 두었다가 신속하게 대처하면 통증을 줄이고 회복 속도를 높일 수 있습니다.

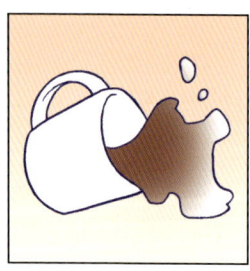

열상 화상
원인 뜨거운 물, 불, 수증기, 과열된 금속이나 전자 기기 등으로 인한 화상
증상 따가운 통증과 함께 물집이 생긴다. 피부가 벗겨지거나 괴사할 수도 있다.
응급 처치 찬물에 10~20분 정도 화상 부위를 식히고, 깨끗한 거즈로 덮는다.

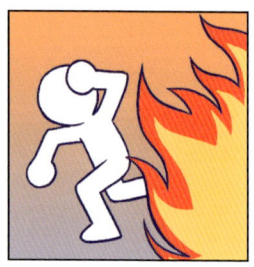

화염 화상
원인 불이 피부에 직접 닿는 화상
증상 불이 빨리 안 꺼지면 3~4도 화상을 입을 수 있고, 호흡기에 손상이 갈 수 있다.
응급 처치 최대한 불을 빨리 끈다. 살이 옷에 붙었다면 그 부분만 빼고 오려 낸 후 차가운 물로 식히고 병원으로 간다.

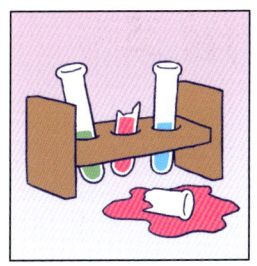

화학 화상
원인 화학 물질이 피부에 닿는 화상
증상 화학 물질의 성분에 따라 각기 다른 통증, 피부 변색, 부종 등의 증상이 생긴다.
응급 처치 성분을 파악한 후, 물이 닿아도 되면 흐르는 물에 30분 이상 씻어 준다. 병원에 방문해서 추가로 치료받는다.

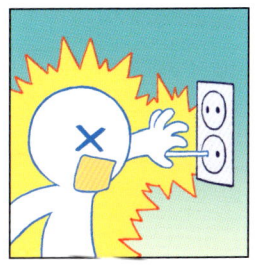

전기 화상
원인 전기 기계나 전선에 접촉하여 전류가 피부를 통과하며 발생하는 화상
증상 피부가 검게 변하며 불타는 통증이 느껴진다. 심하면 의식을 잃을 수도 있다.
응급 처치 전류가 흐르는 전원을 차단하고, 찬물로 씻어 낸 뒤에 반드시 병원에 간다.

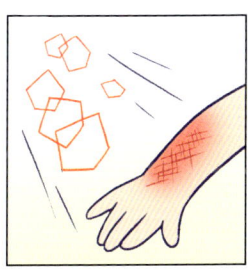

일광 화상
원인 햇볕에 피부가 손상되는 화상
증상 피부가 붉어지고, 따가운 통증이 느껴진다. 피부가 벗겨지거나 물집이 생기기도 한다.
응급 처치 햇볕을 피한 다음, 찬물로 피부를 진정시키고, 보습제를 발라 건조를 막는다. 피부가 벗겨지면 병원에 가서 치료받는다.

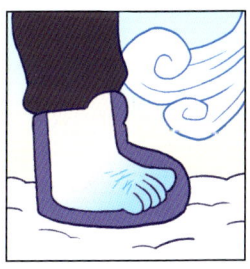

냉각 화상
원인 차가운 온도에 얼거나 손상되는 화상
증상 피부가 하얗고 차갑게 변하며, 감각이 무뎌진다. 피부가 괴사할 수도 있다.
응급 처치 즉시 병원으로 간다. 가는 동안 급격한 온도 변화를 피하고, 화상 부위를 따뜻한 물에 담그지 않도록 주의한다.

바루다의 의학 상식

피부의 구조와 기능

　피부는 사람 몸 가장 바깥 부분을 둘러싼 기관입니다. 사람의 몸에서 가장 큰 기관이며, 무게도 몸무게의 약 7%를 차지할 정도이지요.

　피부는 단지 몸의 근육과 기관을 감싸는 껍데기가 아닙니다. 외부에서 오는 자극을 몸의 가장 바깥에서 먼저 받아들이는 첫 번째 창구입니다. 또한 그 자극에 민감하게 반응하고 적절하게 대응하여 신체를 조절하는 파수꾼의 역할을 합니다.

　매우 얇은 조직인 피부는 평균 1.5mm 두께로 바깥으로부터 표피, 진피, 피하 조직의 세 개 층으로 이루어져 있습니다. 그리고 말랑말랑하게 만져지는 부분 외에 단단한 손톱과 발톱, 털, 분비샘(기름샘, 땀샘) 등의 부속 기관이 있습니다.

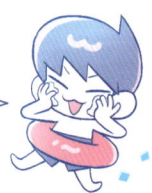

몸의 가장 바깥에서 건강을 보호하고 생명을 유지해 주는 피부! 소중하게 여기라고요!

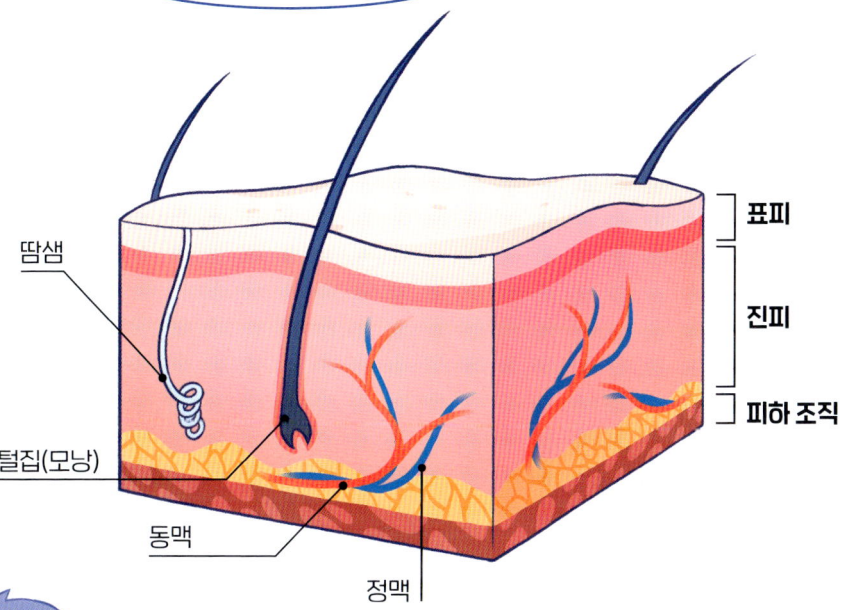

'표피'는 피부의 가장 바깥층입니다. 외부 자극과 각종 세균으로부터 몸을 보호하며, 수분이 빠져나가는 것을 막습니다. 표피는 여러 층으로 이루어져 있는데 가장 바깥쪽의 각질층은 죽은 세포로 구성되어 있고, 가장 아래층인 기저층에서는 피부 세포가 생성됩니다.

'진피'는 표피 바로 아래에 위치하며, 단백질 성분인 콜라겐과 엘라스틴이 있어서 피부에 탄력을 줍니다. 뜨거움·차가움·통증·압력을 느끼는 감각점과 신경, 땀샘, 피지선, 털집(모낭) 등의 조직이 있으며, 모세 혈관을 통해 피부의 여러 조직에 산소와 영양분을 공급합니다.

'피하 조직'은 피부의 가장 깊은 층으로, 주로 지방을 저장하는 지방 세포로 이루어져 있습니다. 체온 유지, 충격 흡수, 피부와 근육과 뼈를 연결하는 역할을 합니다.

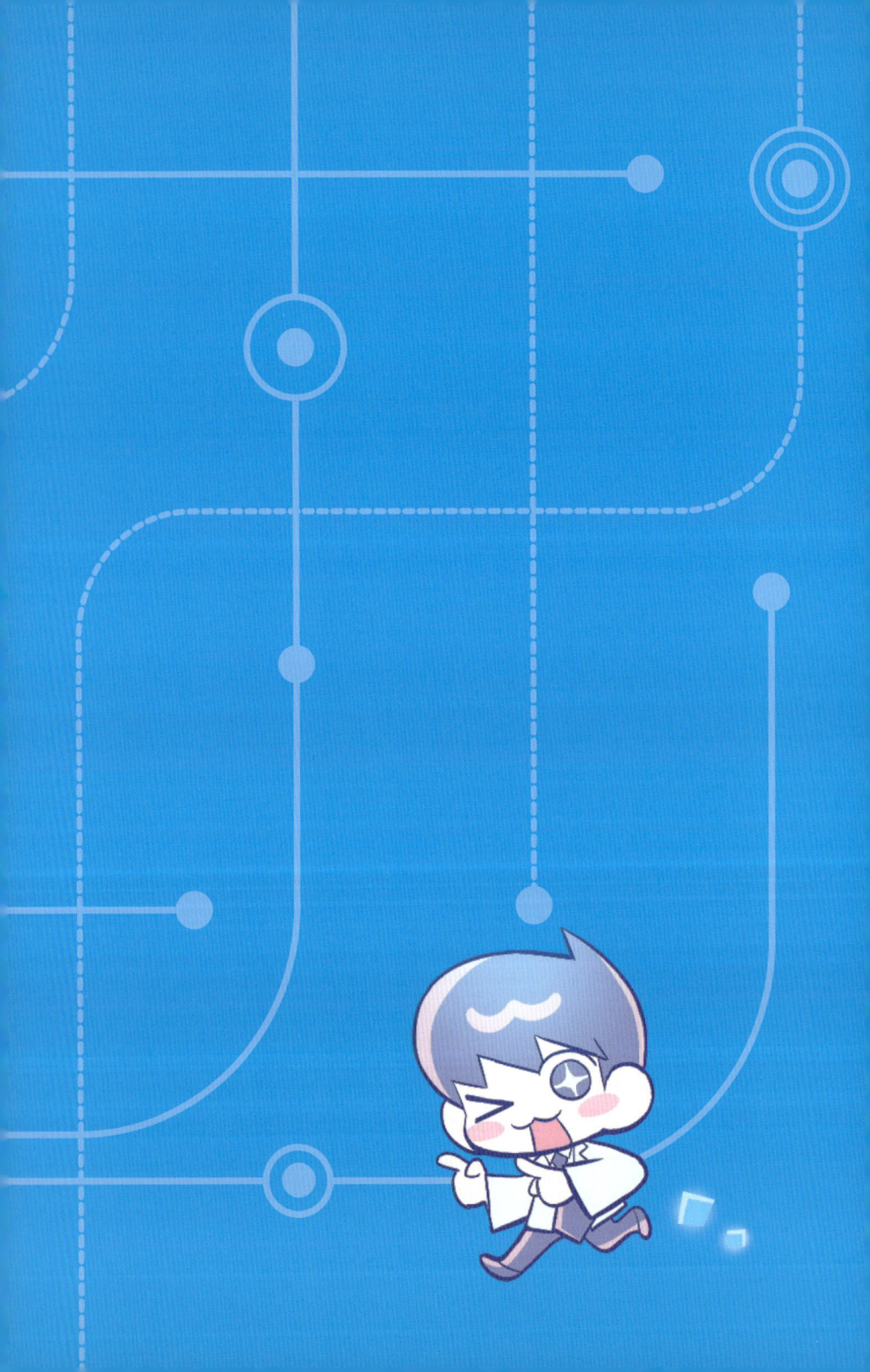

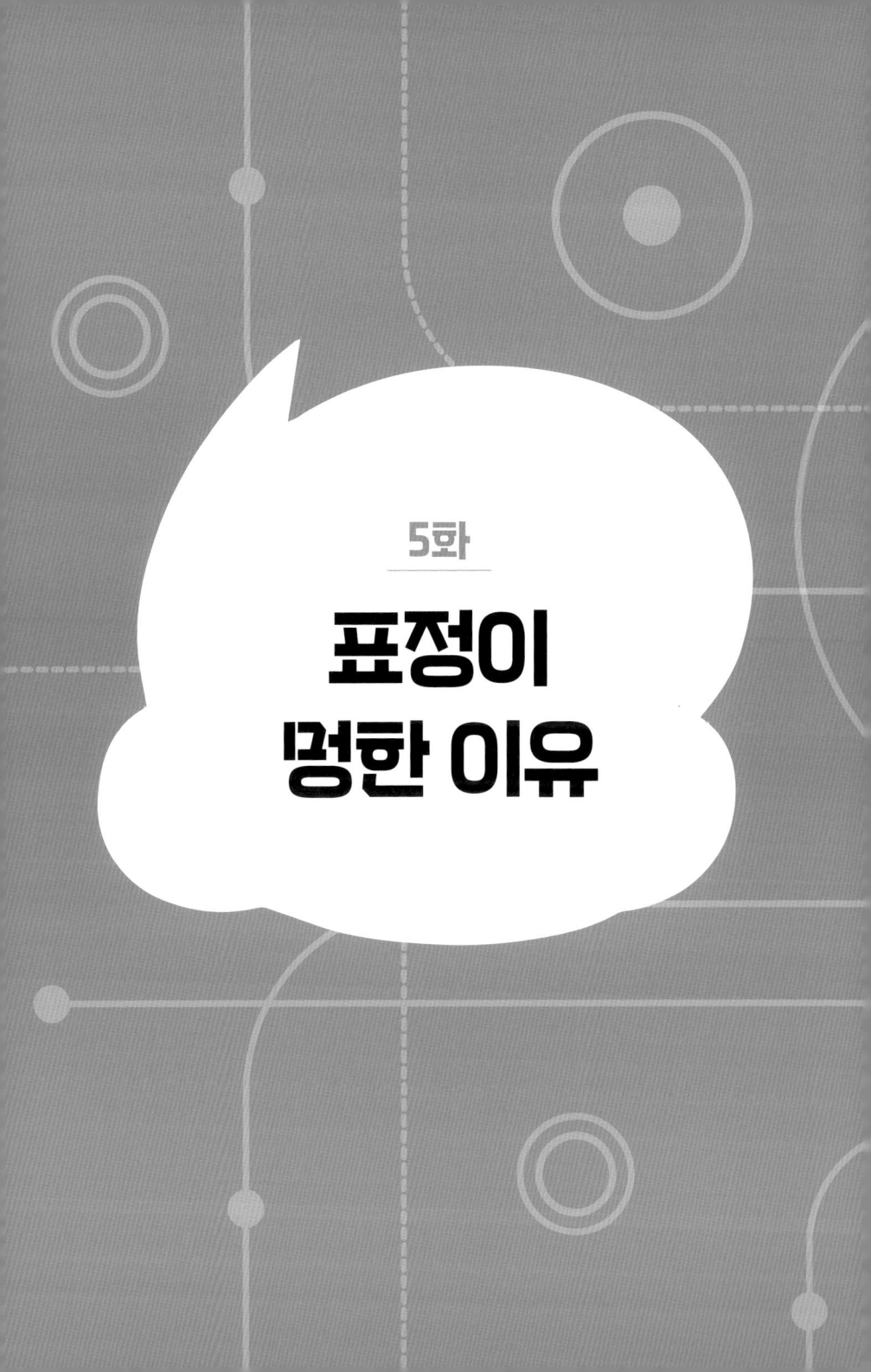

오전 8시에서 8시 30분 사이, 이때는 하루 24시간 중 바루다가 가장 수다스러워지는 시간이야. 수업이 시작되면 한마디도 못 할 것을 대비해서 2배속으로 떠들거든.

[수호에 관해 분석하다가 흥미로운 점을 발견했습니다.]

'나를 왜 네 맘대로 분석하는데?'

[AI가 하는 일이 분석인데 어떻게 안 할 수가 있습니까? 분석하지 말라는 건 저더러 존재하지 말라는 말과 같습니다.]

수호는 어이가 없었지만 어떤 분석인지 궁금하기도 했어.

'대체 무슨 분석을 했길래 그러는 거야?'

[수호의 감정 변화에 따른 얼굴 근육의 움직임을 분석했습니다.]

바루다는 수호가 기쁠 때, 화날 때, 당황했을 때 등 감정에 따른 표정이 모두 똑같다는 데이터를 제시했어.

기쁨	화남	당황	걱정

내가 저렇다고?

[그렇습니다. 지금도 수호의 신경 물질로 전달되는 감정은 '당혹스럽다'인데 표정은 없습니다.]

수호는 감정에 상관없이 아무런 표정이 없는 자기 모습에 당황했어. 하지만 곧 바루다의 말을 인정할 수밖에 없었어. 평소에 표정을 알 수 없다는 말을 자주 듣긴 했거든.

'하긴. 내가 원래 표정이 별로 없는 편이긴 하지.'

[원래 무표정할 수도 있지만, 사람들한테 괜한 오해를 살 수 있으니 얼굴 근육을 움직이는 연습이 필요합니다. 한번 해 보십시오.]

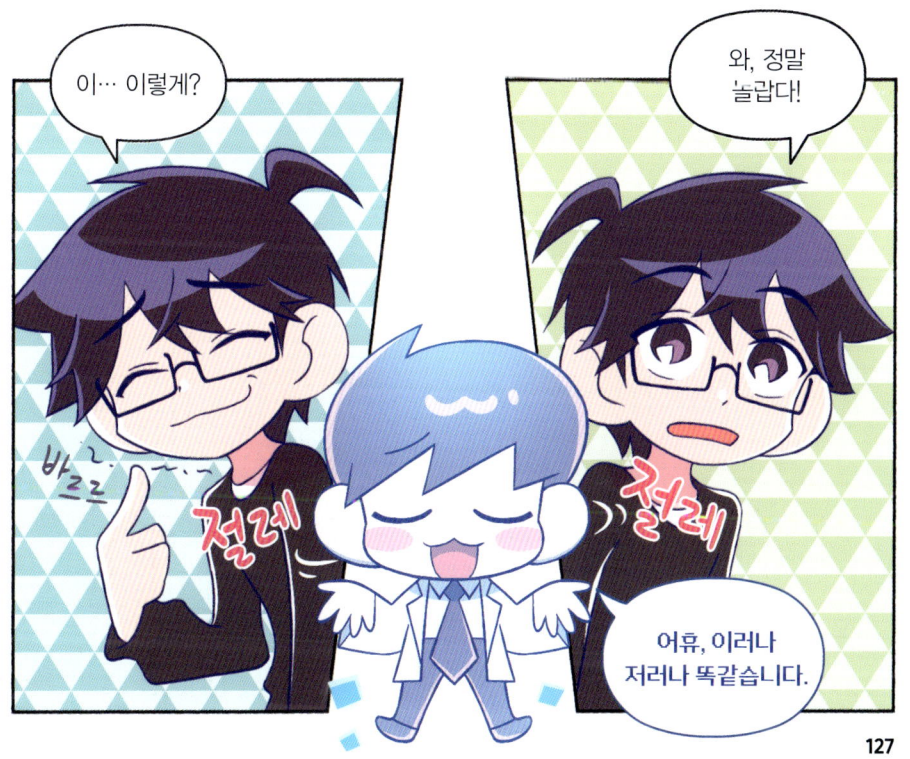

바루다와 옥신각신하는 사이, 수호는 교실에 도착했어. 그런데 교실 분위기가 평소와 달랐어. 보통 때라면 왁자지껄 떠들고 있을 아이들이 한데 모여 뭔가 보고 있었거든.

수호는 관심 없는 척 자기 자리로 가서 평소처럼 책을 폈쳤어. 아이들이 뭘 보는지 궁금하긴 했지만, 먼저 다가가 무슨 일이냐고 물어볼 용기는 나지 않았지.

그때 누군가 수호에게 다가왔어. 캠핑장에서 여동생을 도와준 이후로 태도가 180도 달라진 해룡이었지. 해룡이는 수호 앞에 핸드폰을 내밀며 물었어.

"수호야, 이 영상 한번 볼래?"

수호는 핸드폰 속 영상을 보고 깜짝 놀랐어.

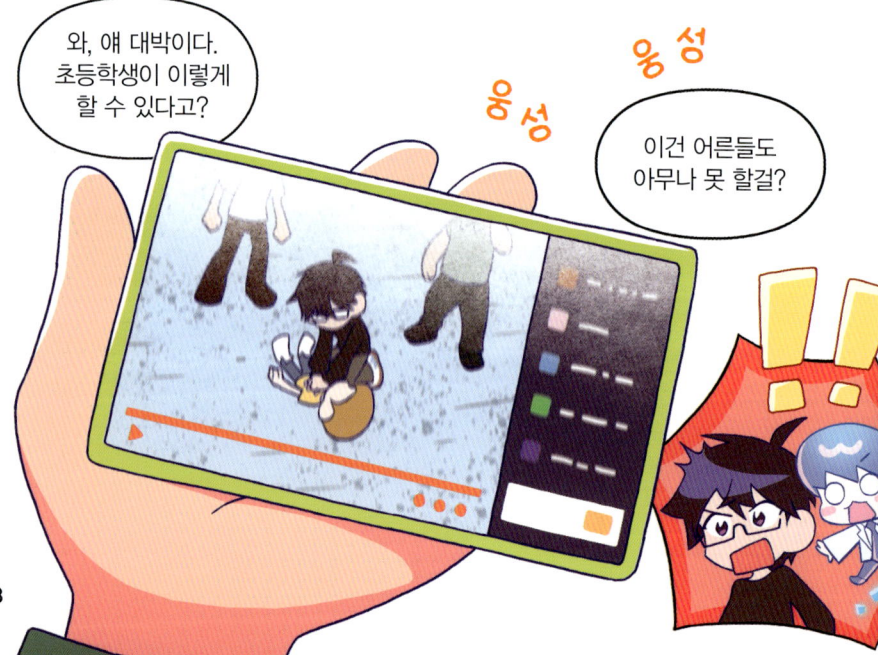

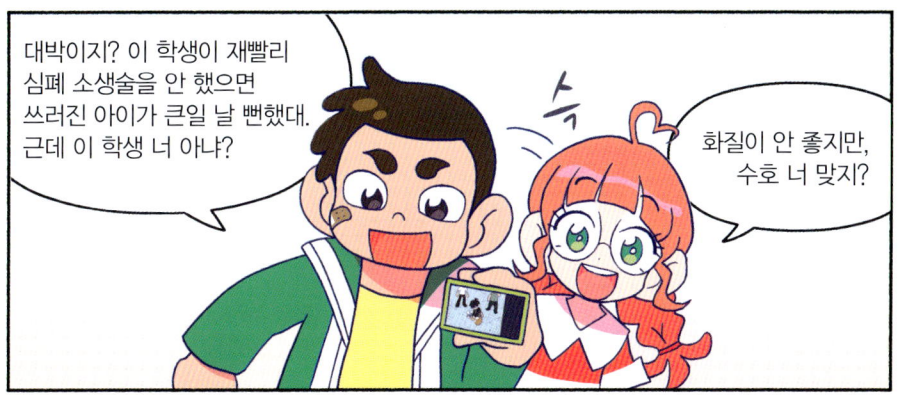

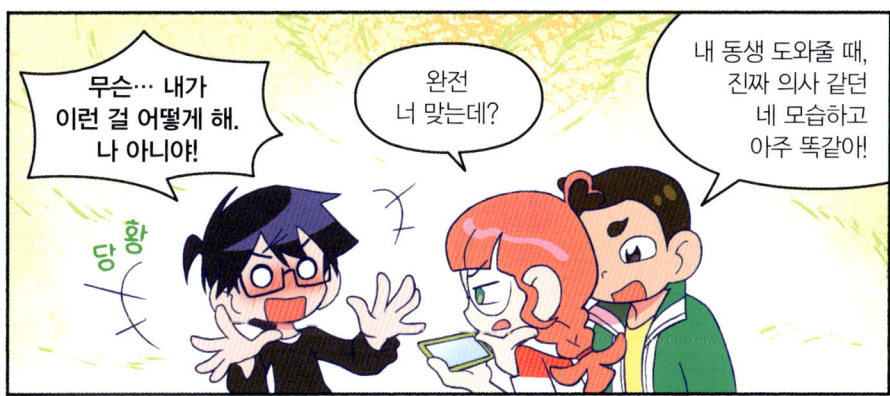

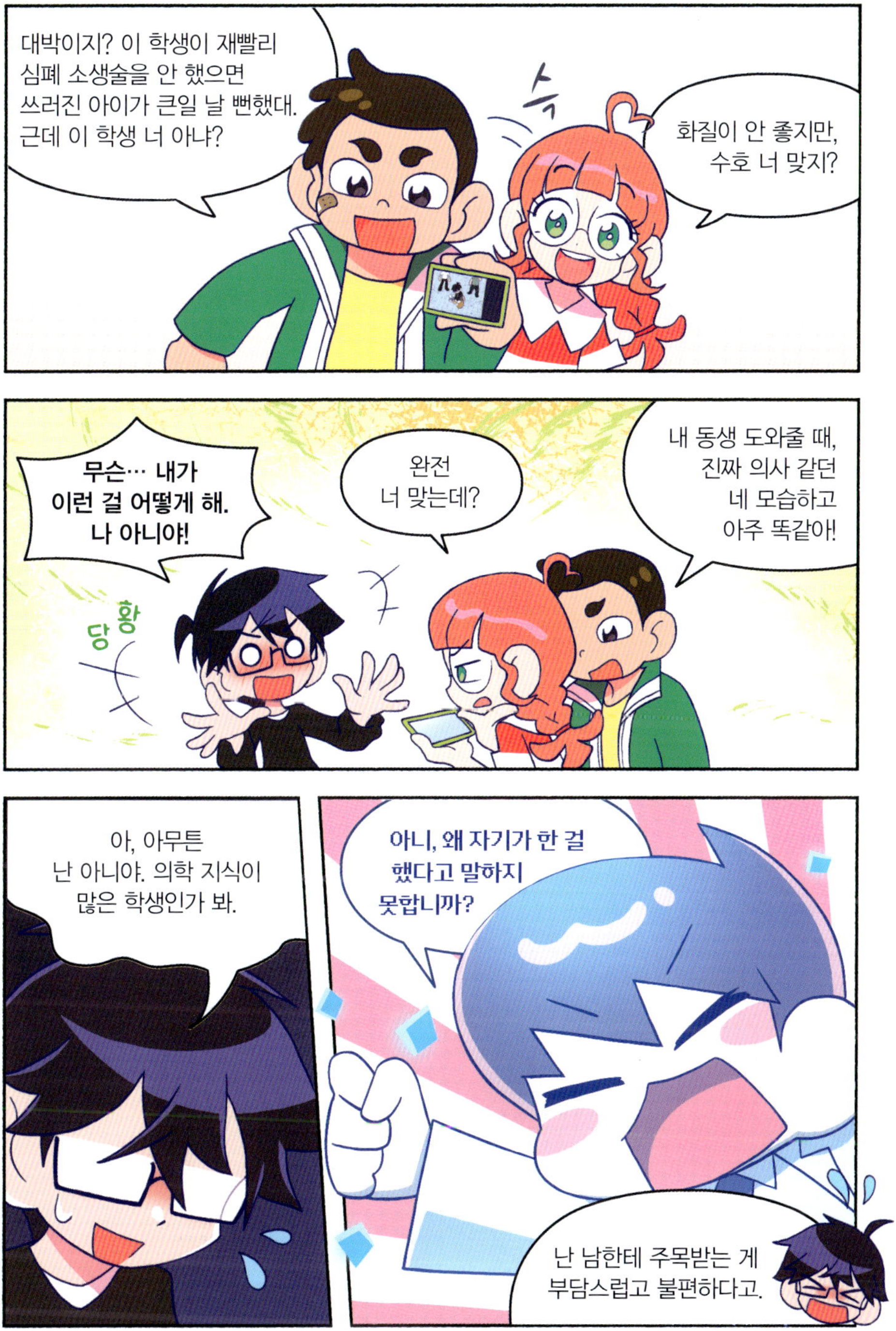

영상 속 남자아이는 수호가 맞았어.

지난주 월요일 오후, 도서관으로 가던 길에 천식 발작으로 쓰러져 청색증을 보이는 남자아이에게 심폐 소생술을 실시해 가까스로 위기를 넘기고 119 구급 대원에게 인계한 일이 있었거든. 그런데 누가 그 광경을 찍어서 인터넷에 올릴 줄은 수호도 바루다도 상상조차 못했지.

수호는 자기가 한 일이 알려지는 게 부담스러워 해룡이와 다솜이의 의심 가득한 눈길을 피해 애꿎은 책만 뚫어져라 노려봤어. 그런 수호의 모습을 답답해하며 바루다가 물었어.

[수호, 왜 모른 척 거짓말을 합니까? 수호의 의학 지식은 다른 어린이들보다 훨씬 뛰어납니다. 아니, 비교도 안 될 정도입니다. 얼마든 자랑해도 되는 실력이란 말입니다!]

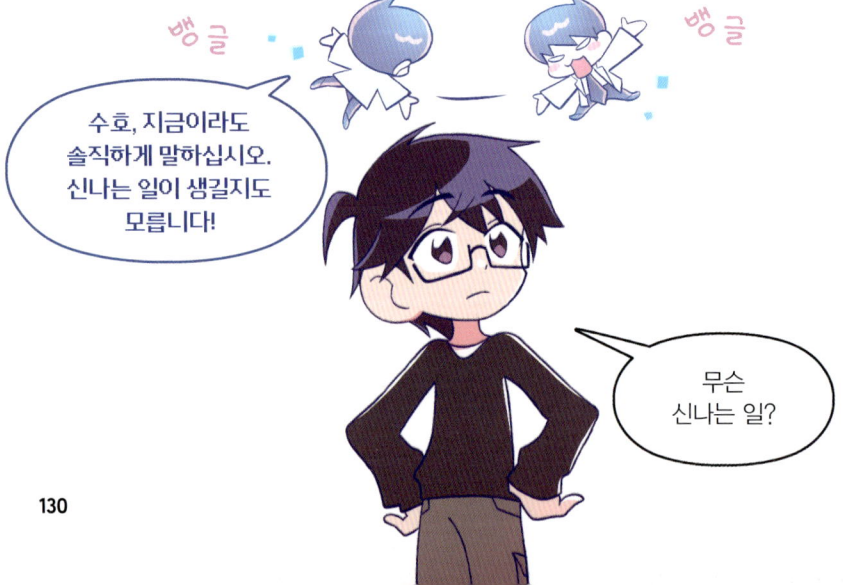

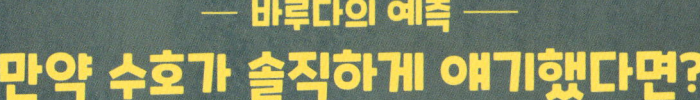

― 바루다의 예측 ―
만약 수호가 솔직하게 얘기했다면?

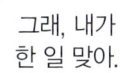

수업이 시작되었지만, 수호는 아침에 본 영상이 마음에 걸려 선생님 목소리에 집중하기가 어려웠어.

'마스크나 모자를 썼더라면 아무도 못 알아봤을 텐데.'

수호는 심란한 마음에 무심코 아이들을 둘러봤어. 모두 선생님의 수업을 듣고 있는 것처럼 보였지만 실제는 그렇지 않았어. 졸린 듯 하품하는 아이, 멍하니 창밖을 보는 아이, 칠판에 적힌 글씨를 받아 적는 아이들까지. 같은 시간 속에서 각기 다른 행동을 하고 있었어. 그 가운데 유독 한 아이가 수호의 눈에 들어왔어. 항상 있는 듯 없는 듯 조용한 도건이었지.

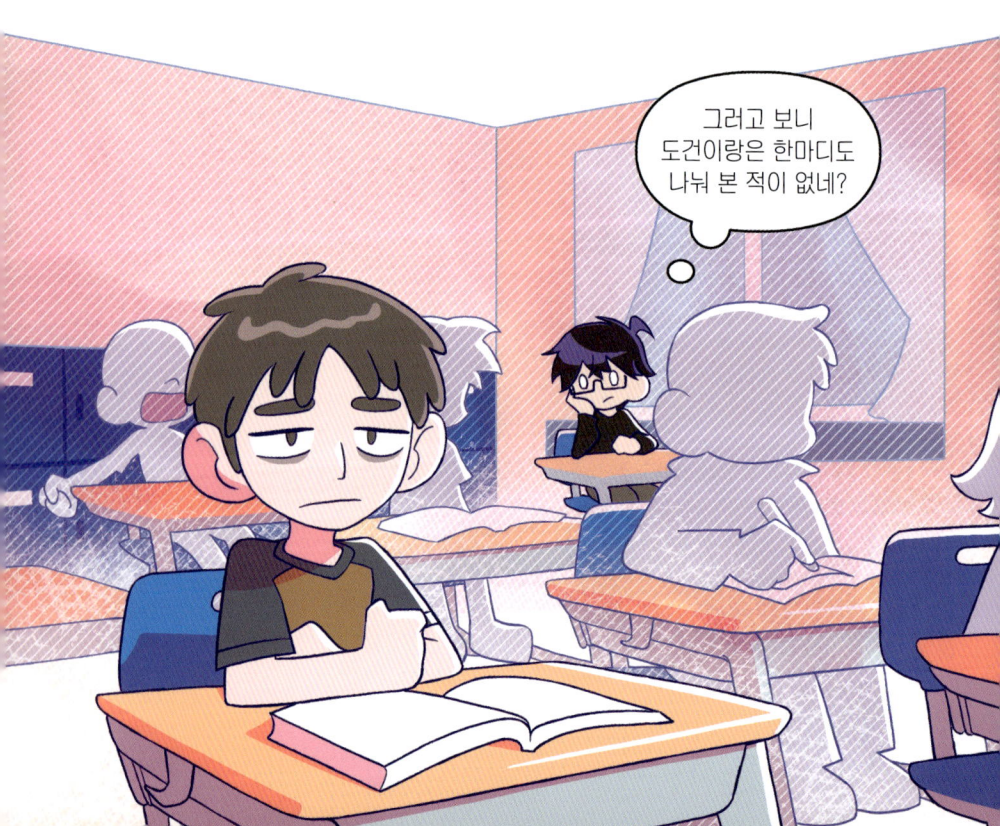

그러고 보니 도건이랑은 한마디도 나눠 본 적이 없네?

바루다가 수호의 생각 속으로 툭 끼어들었어.

[수업 시간에 딴생각하는 거 처음 보는군요. 그런데 지금 보고 있는 도건이라는 친구는 수호와 공통점이 많습니다.]

'나랑 도건이가? 어떤 공통점이 있다는 거야?'

[수호처럼 반 아이들과 말도 잘 하지 않고 어울려 놀지도 않습니다. 늘 혼자 다니고 표정 변화도 거의 없습니다.]

바루다의 말에 수호가 투덜댔어.

'다 수긍하겠는데 표정은 좀 다르지. 도건이는 무표정이라기보다는 좀 멍해 보인다고 할까? 그리고 옆모습이……'

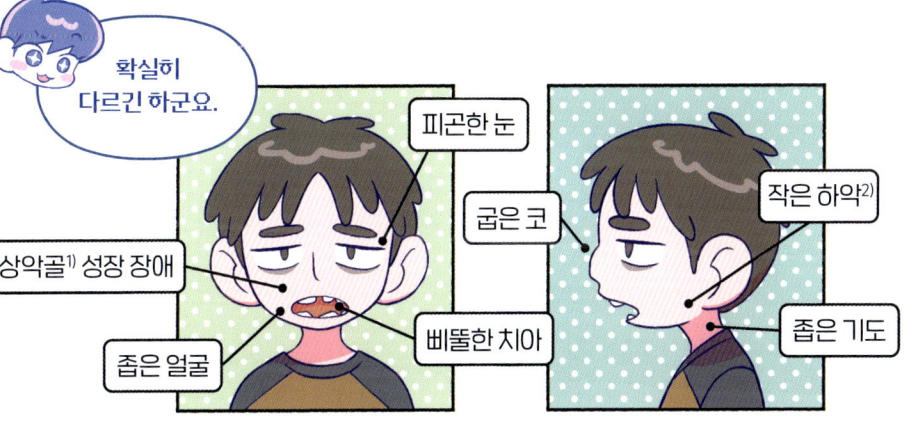

수호는 도건이의 옆모습을 좀 더 유심히 관찰했어. 윗입술이 짧고 앞니가 돌출되었으며 입을 헤 벌리고 있는 모습이 어떤 증상을 떠올리게 했어.

---

1) 상악골: 위턱을 형성하는 뼈
2) 하악: 아래쪽의 턱

수호가 바루다에게 확인하듯 물었어.

'입을 계속 벌리고 있는데, 부정 교합이라 그렇겠지?'

[그럴 가능성이 큽니다. 부정 교합이면 입을 다물었을 때 윗니와 아랫니가 맞물리지 않아 입이 벌어지는 편이죠.]

부정 교합인 사람은 입이 항상 벌어져 있어. 따라서 코가 아닌 입으로 호흡하게 되고, 이것이 지속되면 얼굴 형태에도 영향을 미쳐. 증상이 심하면 음식물을 씹기도 어려워서 소화 불량이 생기기도 하고, 발음도 새어 부정확하게 들려. 또 자면서 무의식적으로 이갈이를 해서 치아가 손상되기도 해.

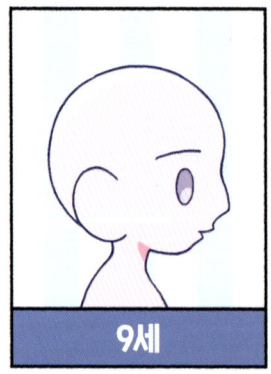 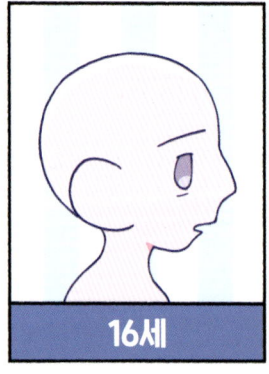 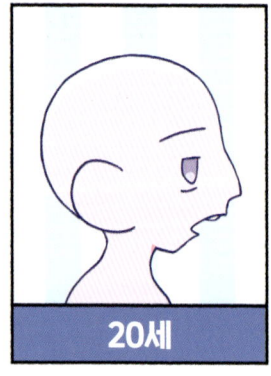

9세 · 16세 · 20세

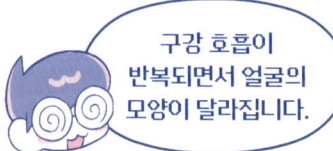

구강 호흡이 반복되면서 얼굴의 모양이 달라집니다.

'병원 가서 치료하면 훨씬 좋을 텐데.'

수호는 아쉬운 마음이 들었지만, 애써 도건이에게서 시선을 돌렸어.

시간이 흘러 바루다가 가장 좋아하는 점심시간이 되었어. 바루다는 매일매일 바뀌는 급식 메뉴에 행복했지.

[수호, 오늘 급식에는 된장국이 나옵니다! 드디어 사람들이 말하는 '구수하다'는 말의 의미를 알 수 있겠군요!]

"하여간 내가 너 때문에 급식을 거를 수가 없다니까?"

바루다가 일주일 메뉴를 줄줄 외우는 걸 들으며 급식실로 걸어가는데 다솜이가 쫓아왔어.

"무슨 혼잣말을 그렇게 하니?"

"어, 다솜아."

수호는 간신히 이름만 부르고는 어찌해야 할지 몰라 걸음을 서둘렀어. 곧바로 바루다가 주의를 줬어.

[친구가 옆에 있는데 혼자 이렇게 빨리 걷는 건 예의가 아닙니다. 친구에게 보폭을 맞춰 주십시오.]

수호가 속도를 줄이는데 이번에는 뒤쪽에서 해룡이가 큰 소리로 부르며 헐레벌떡 달려왔어.

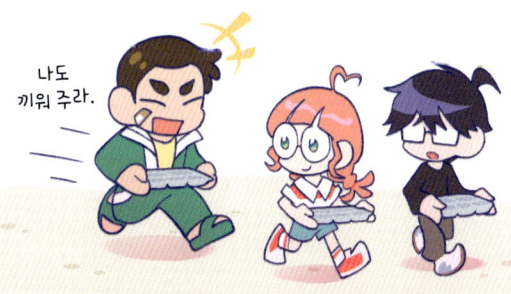

수호는 걸음을 멈추고 해룡이를 기다렸어.
그때 다솜이가 수호의 운동화를 보며 말했어.

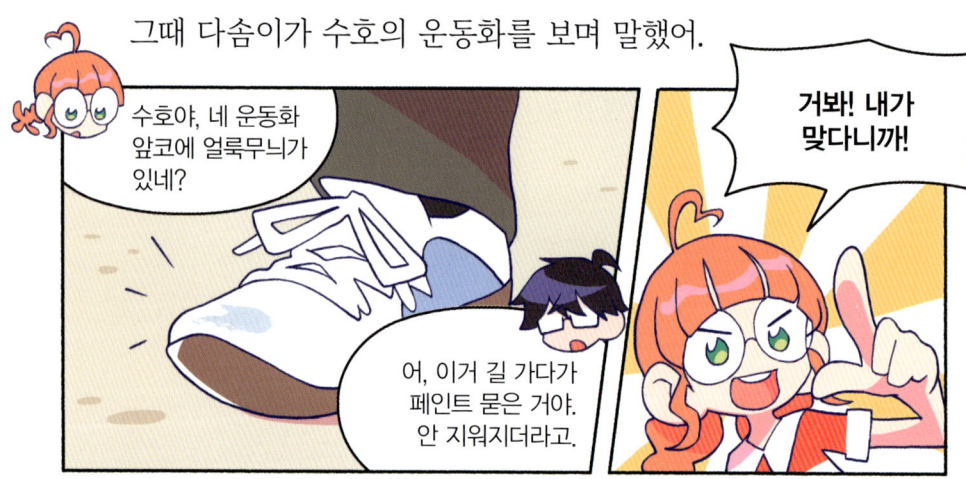

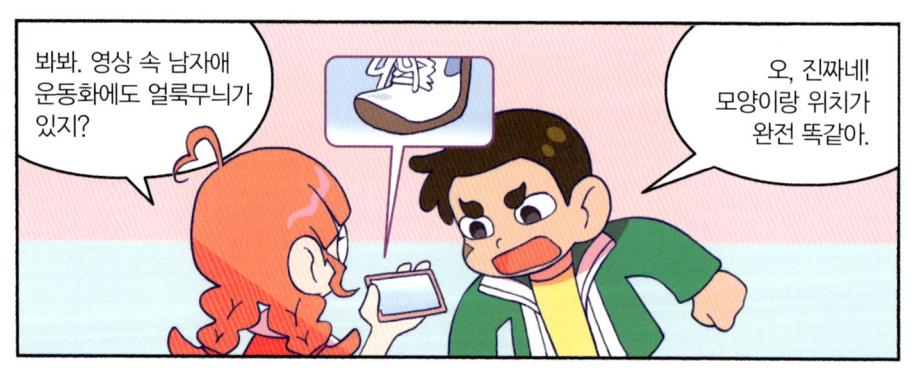

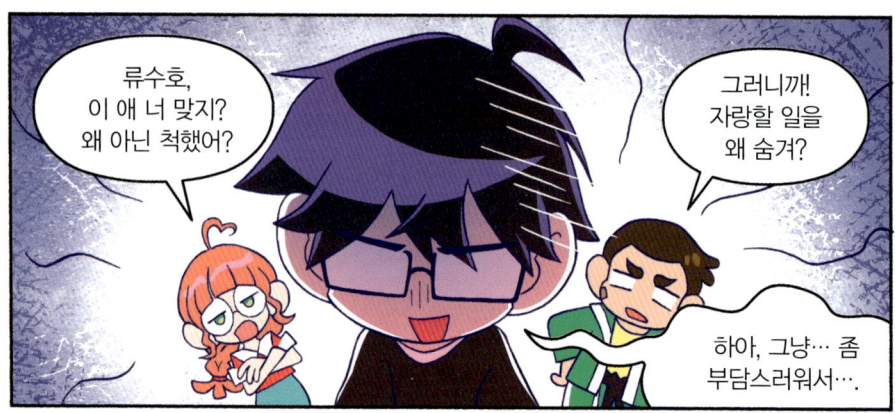

"내 의학 지식은 아직 부족한데, 이런 일로 내 능력이 과하게 부풀려질까 봐 걱정되기도 하고."

"그렇겠다. 네가 영상 속의 주인공인 걸 알면 너도나도 병에 관해 물어볼 테니까."

"맞아. 그러다 틀리기라도 해 봐. 막 뭐라 할걸?"

두 친구의 말에 수호는 마음이 조금 열리는 기분이 들었지. 잠시 머뭇거리던 수호가 조심스레 말했어.

"혹시…… 나도 궁금한 거 하나 물어봐도 될까?"

다솜이가 두 눈을 빛내며 고개를 마구 끄덕였어.

"그럼, 그럼! 내가 우리 반 명탐정이잖아. 뭐든 물어봐!"

"도건이 말이야, 어떤 친구야?"

다솜이와 해룡이는 뜻밖의 질문에 의아스런 표정을 지었어.

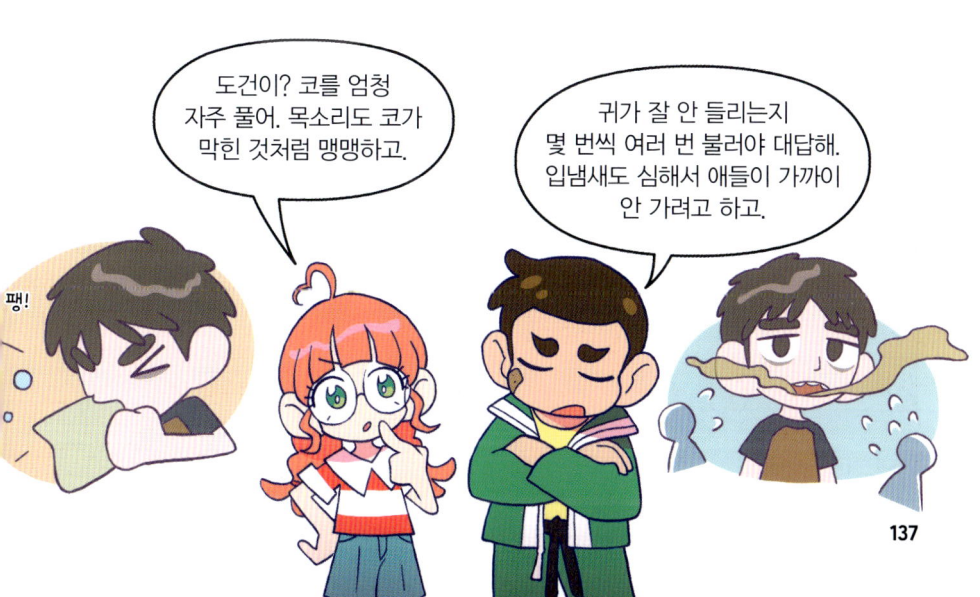

수호는 두 친구가 들려준 내용과 함께 도건이의 얼굴을 다시 떠올려 봤어. 그러다 불현듯 이런 생각이 스쳤어. 만약 도건이가 원래부터 부정 교합이 아니었다면? 다른 질병으로 부정 교합이 생겨서 여러 증상이 나타난 것일 수도 있잖아?

　수호는 바루다에게 자신있게 말했어.

　'비염이나 축농증. 둘 중 하나인 것 같아!'

　[왜 그렇게 생각합니까?]

　'코를 자주 푼다는 건 비염이나 축농증을 의심해 볼 수 있고, 이런 코 질환을 방치하면 중이염에 걸리거나 청력이 나빠질 수 있잖아. 또 코가 막히면 입을 벌리게 되니 침이 말라서 세균이 번식하며 입냄새가 날 수 있고.'

　그러나 이런 여러 증상에도 바루다는 진단을 미뤘어.

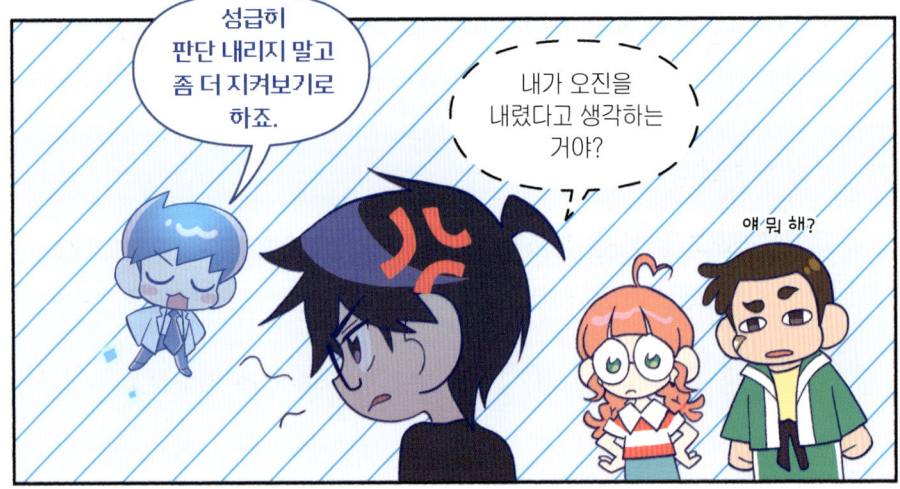

친구들 앞에서 수호는 더 이상 바루다와 대화를 이어갈 수 없었어. 대신 급식을 먹는 내내, 자신의 진단이 틀리지 않았는지 천천히 곱씹어 봤어. 그러나 역시 결론은 비염이나 축농증이었어.

점심시간이 끝나고 오후 수업이 시작되었어. 한참 수업을 듣고 있는데 갑자기 선생님이 크게 손뼉을 쳤어.

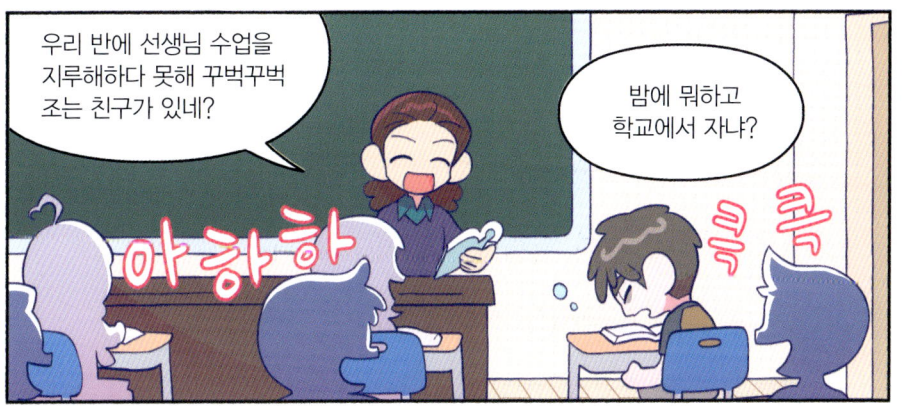

아이들이 놀리며 웃었지만, 도건이는 소리를 잘 듣지 못하고 계속 꾸벅꾸벅 졸았어. 뒷자리에 앉은 친구가 어깨를 두드리자, 그제야 고개를 들었지.

그 모습을 보던 선생님이 걱정스러운 표정으로 도건이에게 다가가 물었어.

"도건아, 어디 아프니? 요새 수업 시간에 자주 졸던데."

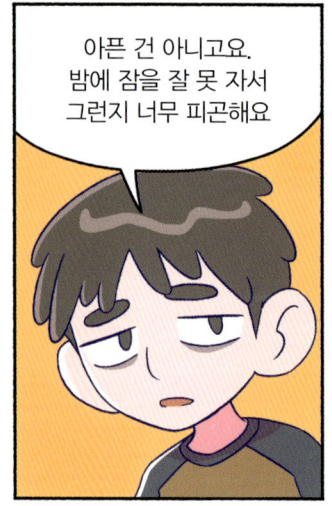
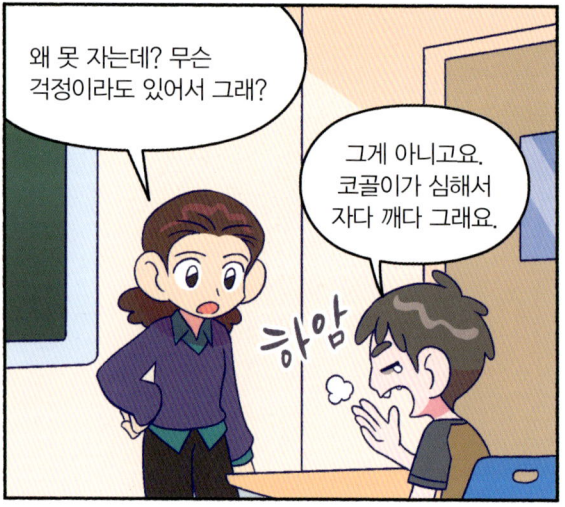

수호는 코를 골았다는 말에 비염이나 축농증으로 확신했던 머릿속이 빠르게 돌아갔어. 도건이의 멍한 표정, 친구들이 해 준 얘기들이 교차하며 번뜩 떠오르는 게 있었지.

'편도 때문이야. 그중에서도 아데노이드 편도!'

사람의 목 안과 코 뒷부분에 위치한 편도는 외부 이물질이 들어왔을 때 우리 몸을 방어하는 면역 기능을 하는 기관이야.

편도는 위치에 따라 인두 편도, 귀인두관 편도, 목구멍 편도, 혀 편도가 있어. 보통 4~6살 때까지 커지면서 기능이 활발하고, 이후 점점 작아지다가 사춘기 즈음이 되면 완전히 사라져.

그중 인두 편도는 목젖 뒤쪽에 딸기잼이나 젤리가 붙은 것처럼 생긴 기관인데, '아데노이드'라고 불러.

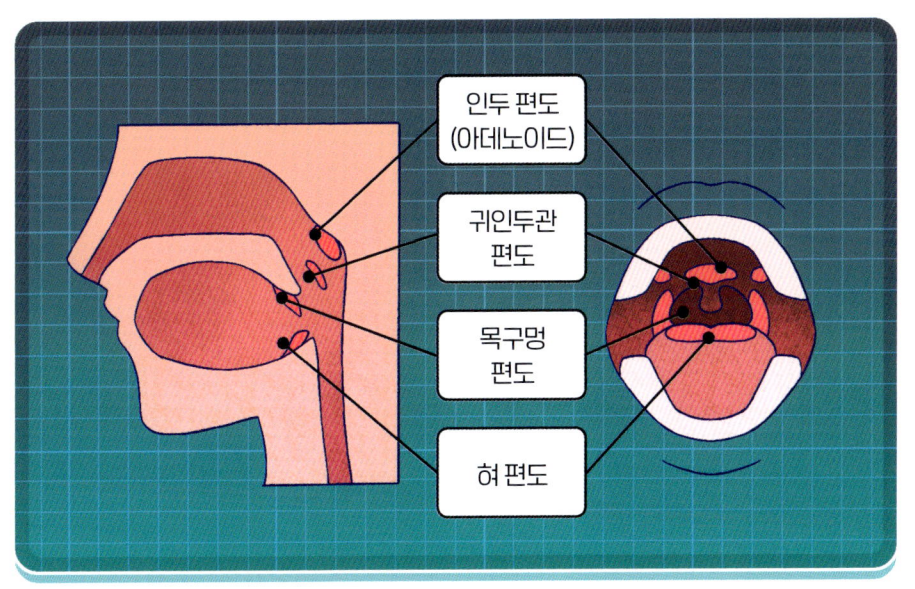

정상적인 경우, 아데노이드 편도는 성장하면서 점차 작아지다가 사라져. 하지만 이 기관이 사라지지 않고 비대해질 경우 '아데노이드 비대증'이 생길 수 있지.

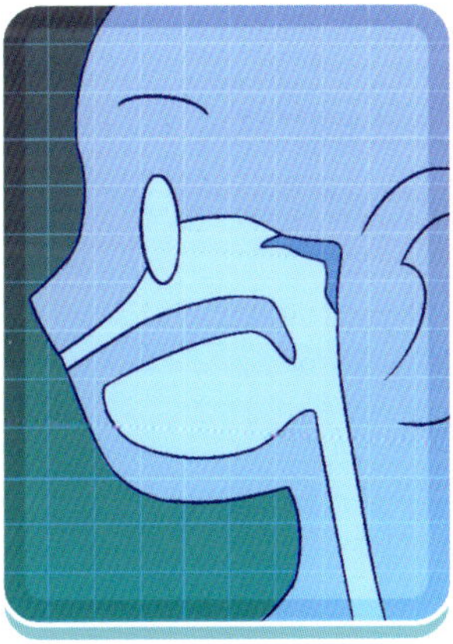

도건이의 경우가 이 경우 같아!

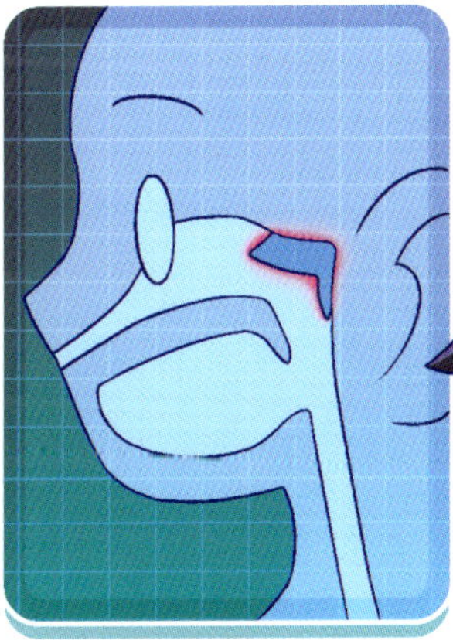

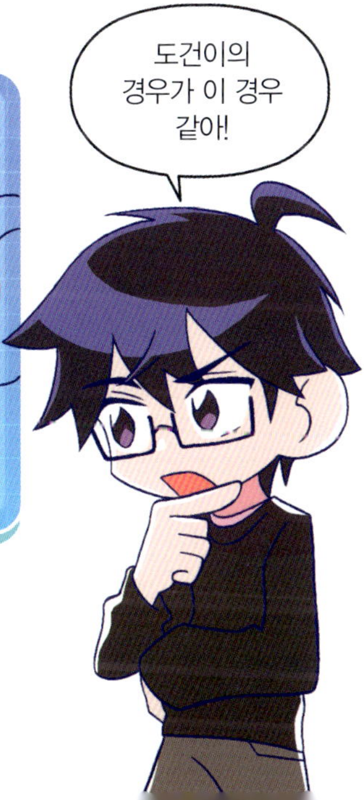

수호는 이번에야말로 확신에 찬 목소리로 말했어.

'바루다! 도건이는 아데노이드 비대증에 걸렸어.'

[왜 그렇게 생각하죠?]

'도건이에게 보이는 증상들은 아데노이드가 커졌을 때 나타나는 증상들과 일치해.'

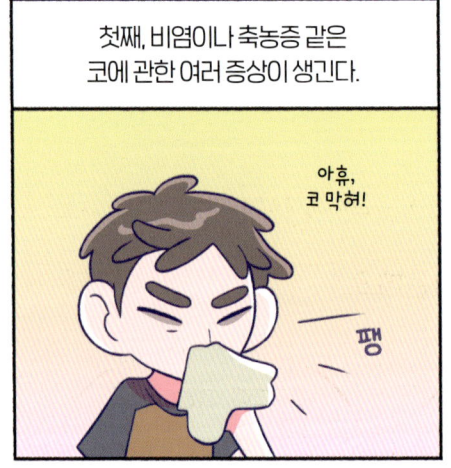

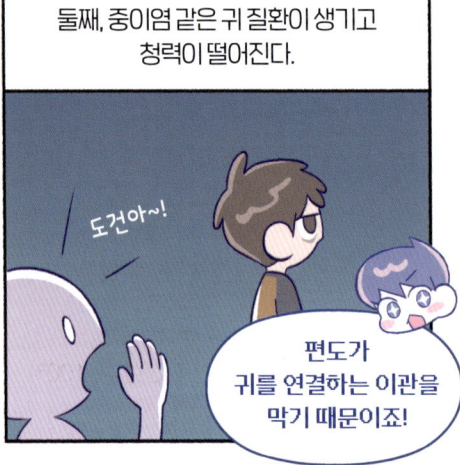

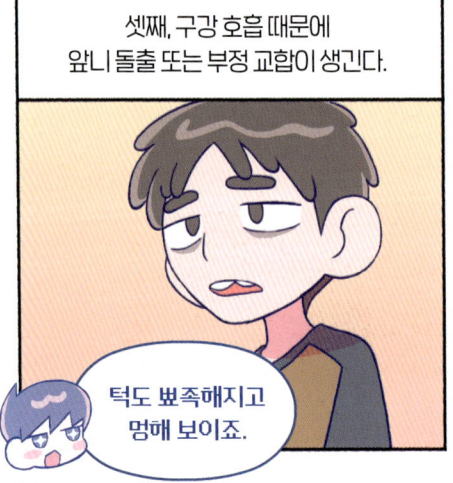

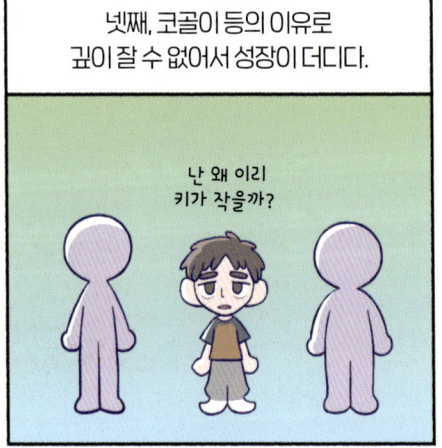

판단을 미뤘던 바루다도 이번에는 수호의 생각에 동의했어.

[비염이나 축농증으로 의심됐지만 명확하지 않았는데, 확실히 여러 증상들이 아데노이드 비대증을 향하고 있군요.]

수호는 바루다와 의견이 일치해서 좋으면서도 머뭇거려졌어.

'그런데 이걸 어떻게 얘기해 줘야 하지? 의사도 아닌 내가 말하기는 좀 그런데……'

[선생님한테 말씀드려 보는 게 어떻겠습니까?]

'그래, 그게 좋겠어.'

수호는 수업이 끝나자마자 교무실로 선생님을 찾아갔어.

"선생님, 잠깐 드릴 말씀이 있는데요."

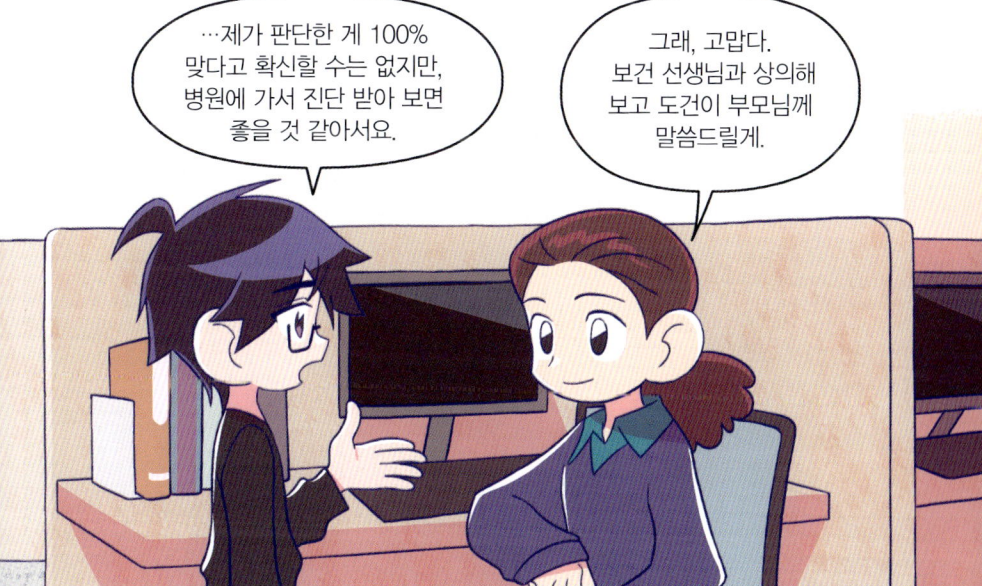

…제가 판단한 게 100% 맞다고 확신할 수는 없지만, 병원에 가서 진단 받아 보면 좋을 것 같아서요.

그래, 고맙다. 보건 선생님과 상의해 보고 도건이 부모님께 말씀드릴게.

교무실을 나선 수호는 그제야 마음이 홀가분해졌어.

'만약 아데노이드 비대증이 맞다면 수술하게 되겠지? 수술 안 하고 낫는 방법은 없을까?'

바루다가 단호하게 말했어.

[약물 치료나 물리 치료로는 불가능합니다. 아데노이드를 제거해야 하기 때문에 수술만이 방법입니다.]

'수술하려면 무섭겠다. 전신 마취도 그렇고……'

수호는 도건이가 수술할 생각을 하니 걱정스러웠어. 그러나 바루다는 별일 아니라는 듯 말했어.

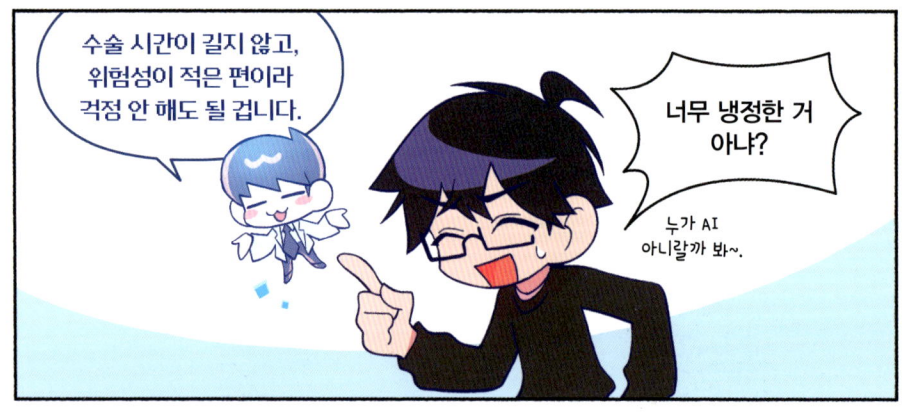

얼마 뒤 도건이는 병원에서 아데노이드 비대증 진단을 받았고, 수술을 위해 학교를 빠졌어.

그 소식을 듣고 엉뚱하게도 다솜이와 해룡이가 흥분했어.

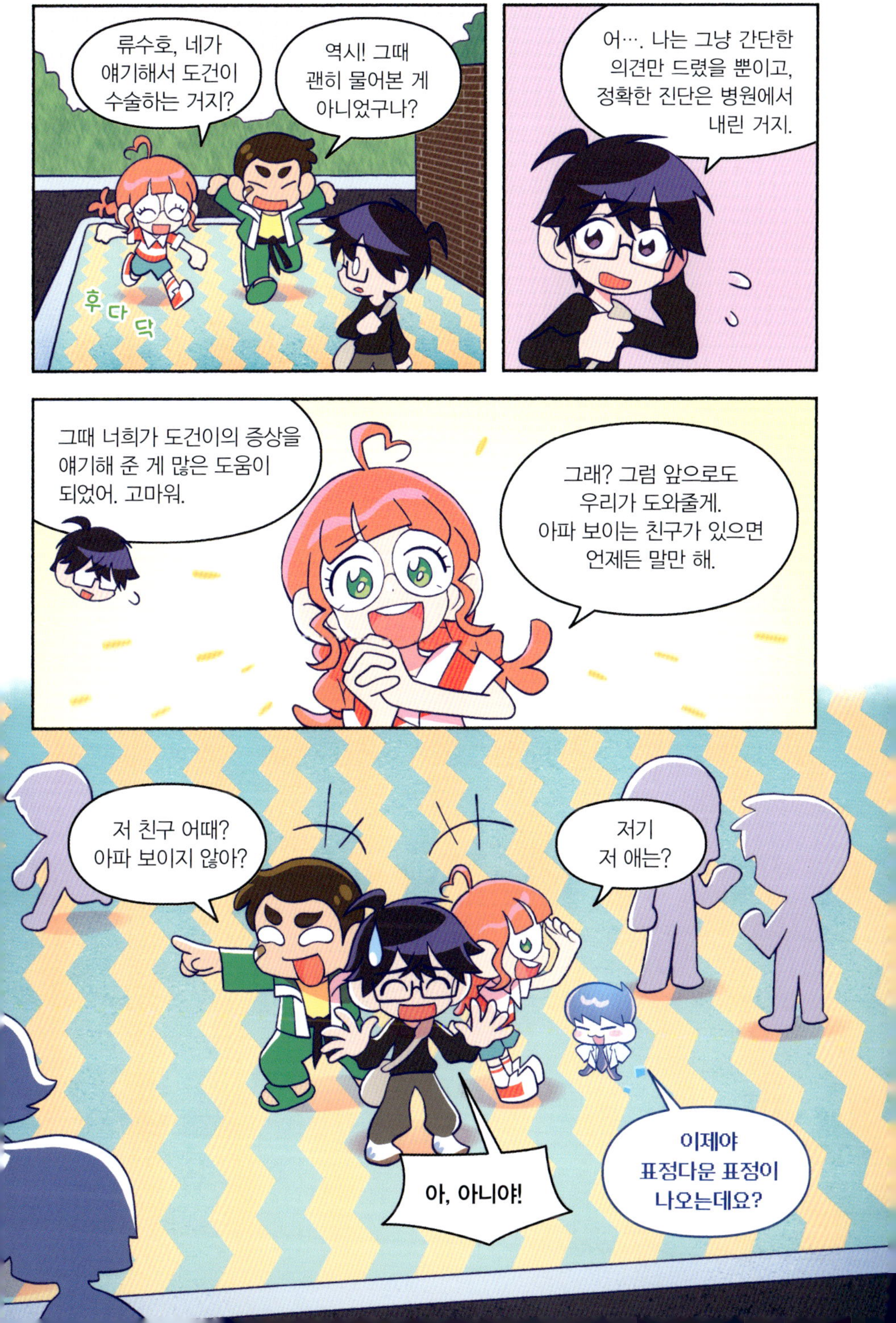

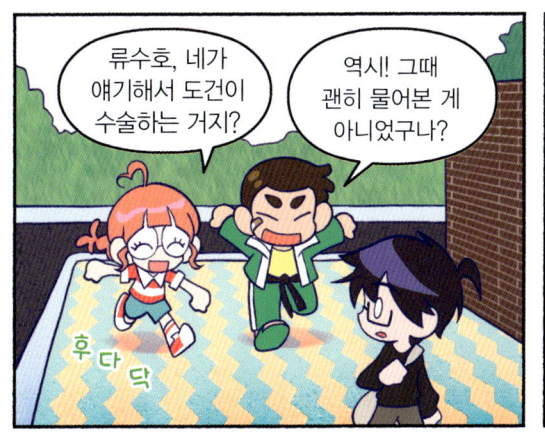
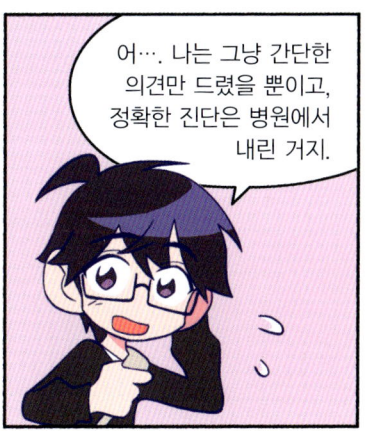
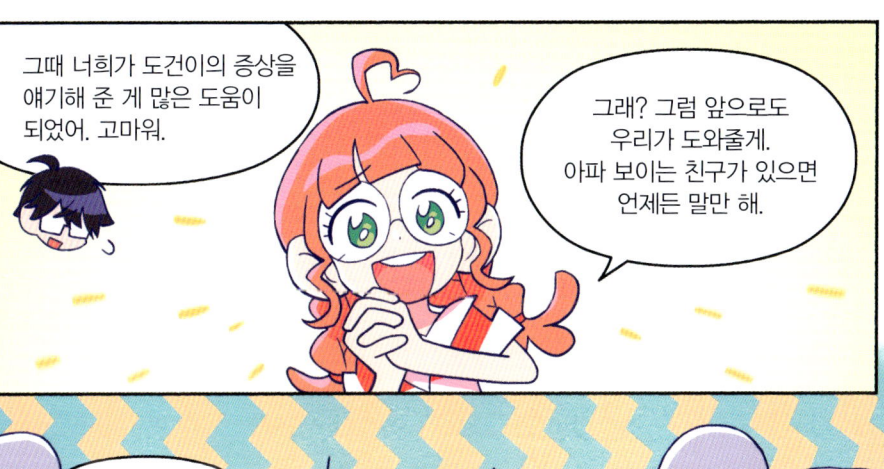

🔍 **바루다의 의학 상식**

편도 질환에 대한 모든 것

편도는 목 안쪽과 코 뒷부분에 위치하여 입과 코로 들어오는 해로운 세균을 막아 주는 역할을 하는 기관입니다. 외부로부터 우리 몸을 보호하는 일차적인 방어선이라고 할 수 있지요. 이런 중요한 역할을 하는 만큼 편도로 인해 다양한 질환이 생길 수 있습니다.

① 급성 편도염

몸의 저항력이 떨어졌을 때 세균이나 바이러스에 감염되어 목구멍 편도에 발생하는 급성 염증을 말합니다. 급성 편도염에 걸리면 높은 열이 나며 춥고 떨리는 증세가 나타납니다. 또 침을 삼킬 때 목구멍이 아프며, 두통이 생기기도 합니다.

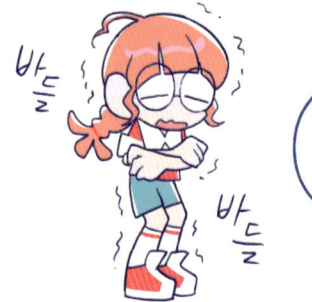

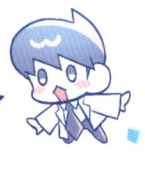

4~5일 정도 푹 쉬며 수분을 섭취하고 진통제를 먹으면 좋아집니다.

② 만성 편도염

급성 편도염이 반복되면서 생기는 질환입니다. 증상은 급성 편도염과 비슷하나 입냄새와 코골이가 심해집니다. 편도염이 1년에 4~5회 이상 재발한다면 신장, 심장 등에 영향을 주어 합병증을 일으키므로 편도 제거 수술을 고려해야 합니다.

③ 편도 고름(편도 주위 농양)

편도와 인후(입속의 깊숙한 안쪽의 기도와 식도로 통하는 곳) 사이에 고름이 차서 붓는 질환입니다. 이 질환에 걸리면 목 주변에서 심한 통증이 느껴지고, 숨을 내쉴 때 냄새가 납니다.

④ 편도 결석

편도에는 작은 구멍이 많은데, 여기에 세균이 번식하면 쌀알 크기의 단단한 돌처럼 뭉칩니다. 이것이 편도 결석이며, 양치질 하면서 구역질할 때 튀어나오기도 합니다.

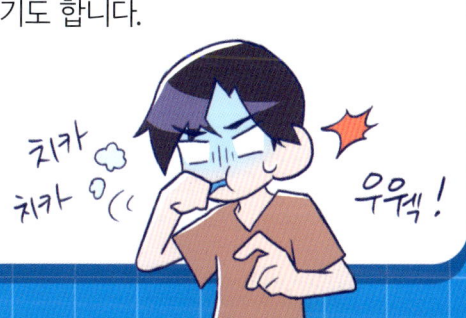

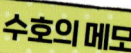 **수호의 메모**

의사가 되는 과정

의사가 된다는 건 아주 많은 시간과 노력이 필요한 일이야. 어떤 과정을 거쳐서 의사가 되는지 살펴볼까?

1. 의과 대학 진학을 목표로 열심히 공부하기

의사가 되는 것을 목표로 세웠다면 먼저 학업에 충실해야 해. 의과 대학에 입학하려면 내신 성적과 수능 점수가 높아야 합격할 수 있거든. 그러니 일단은 공부부터!

2. 정규 교육 과정 이수하기 / 6년

의사가 되기 위한 정식 과정 첫 단계는 의과 대학에서 의예과(예과) 2년, 의학과(본과) 4년을 공부하는 거야. 만약 대학에서 다른 학과를 전공했다면, 졸업 후 의학 전문 대학원에 입학해 공부해야 해.

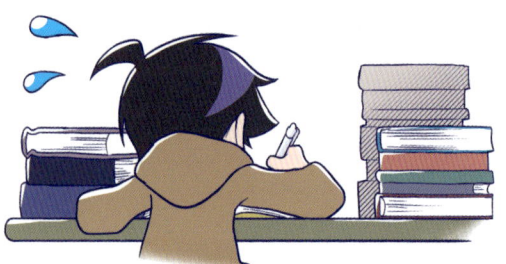

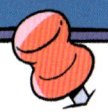

3. 의사 면허증 취득

의과 대학이나 의학 전문 대학원 과정을 마치면 의사 국가 고시를 치를 수 있는 자격이 주어져. 이 시험에 합격 후 의사 면허증을 발급받으면 정식 의사인 '일반의'가 되고, 병원을 개원할 수 있어.

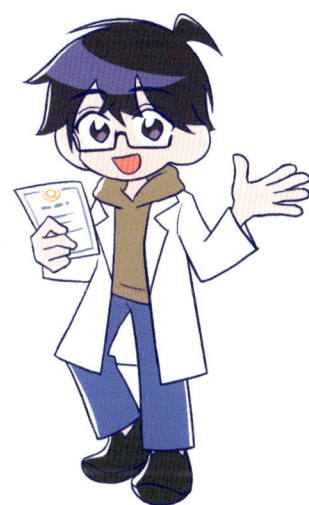

일반의는 기본적인 의학 지식을 가지고 다양한 환자를 대상으로 종합적인 진료를 해. 주로 피부 미용, 비만, 통증 등 기초 의료 분야의 서비스를 제공하지.

4. 수련의(인턴) / 1년

의사 면허를 받은 후 개원하는 대신 전문의가 되길 원하는 의사는 수련의 과정을 시작해. 대학 병원을 포함한 수련 병원에서 1년 동안 매달 각기 다른 과를 돌면서 수련하지. 실제 환자의 진료를 경험하고 각종 의료 업무를 맡으며 의사로서의 기본적인 실무 능력을 쌓는 과정이야. 수련의 과정부터는 선택 사항!

5. 전공의(레지던트) / 3~4년

수련의 과정을 마치면 희망하는 전공과에 지원해서 시험을 치르고 전공의 과정을 시작해. 특정과의 전문의가 되기 위해 수련하는 과정이지. 전공과에 따라 3~4년 동안 기본적인 진료, 처방, 수술 등 실무에 참여하며 실력을 쌓아. 과정을 마치고 전문의 자격 시험에 합격하면 '전문의'가 돼!

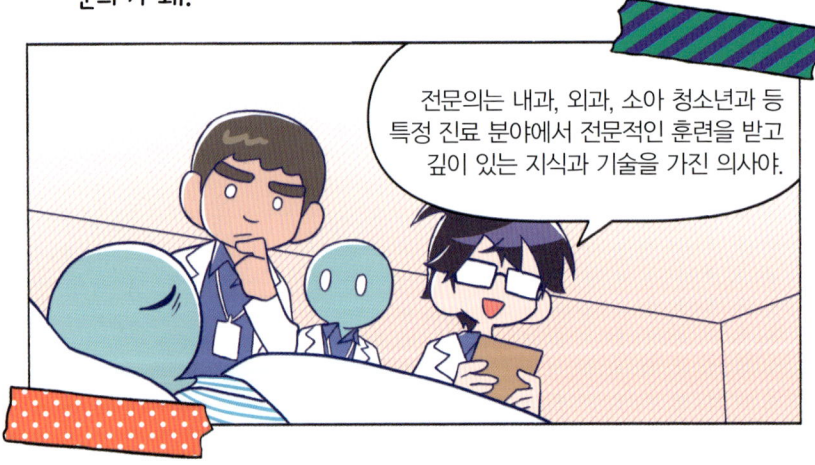

전문의는 내과, 외과, 소아 청소년과 등 특정 진료 분야에서 전문적인 훈련을 받고 깊이 있는 지식과 기술을 가진 의사야.

6. 전임의(펠로우) / 1~2년

전문의 면허를 취득한 후 대형 병원에 남아 전공과의 세부 분야를 더 깊이 연구하고 훈련받는 과정이야. 주로 진료와 수술, 연구에 집중해. 일부는 후배들의 의학 교육을 담당해서 '임상 강사'라고도 불려.

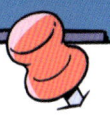

7. 교수

전임의 과정을 마친 후 연구 성과 등을 인정받으면 의과 대학의 교수직을 맡게 돼. 보통 전임의(임상 강사) → 조교수 → 부교수 → 정교수의 단계를 거쳐 최고 전문의로 거듭나. 교수직은 의과 대학에서 학생을 가르치고 연구하며, 병원에서는 환자를 진료·수술하는 일을 병행해.

- 의과 대학(6년) 또는 의학 전문 대학원(6년)
- 의사 국가 시험 합격
- 인턴(1년)
- 레지던트(3~4년, 선택)
- 전문의 자격 취득 후 활동

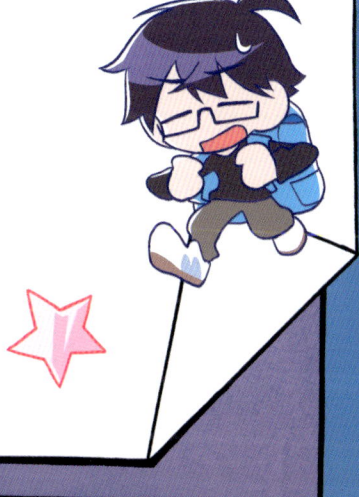

의사가 되려면 최소 6년, 전문의가 되려면 평균 11년! 의사가 되는 길은 길고도 험난하구나!

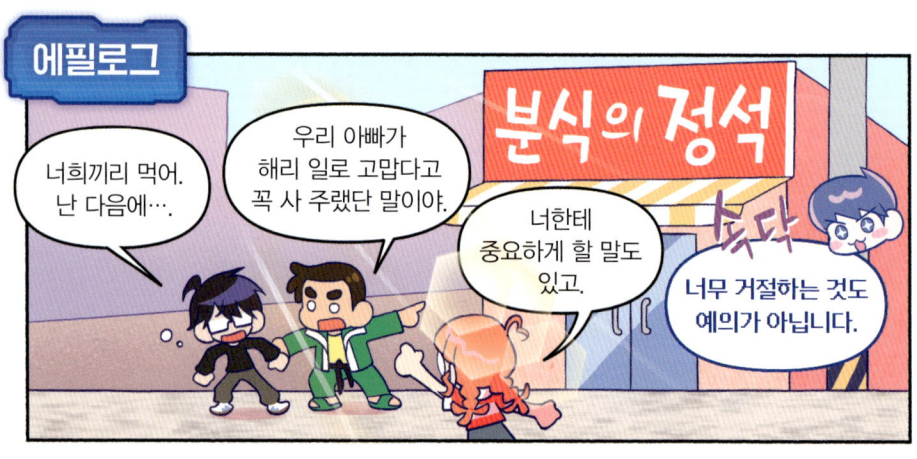
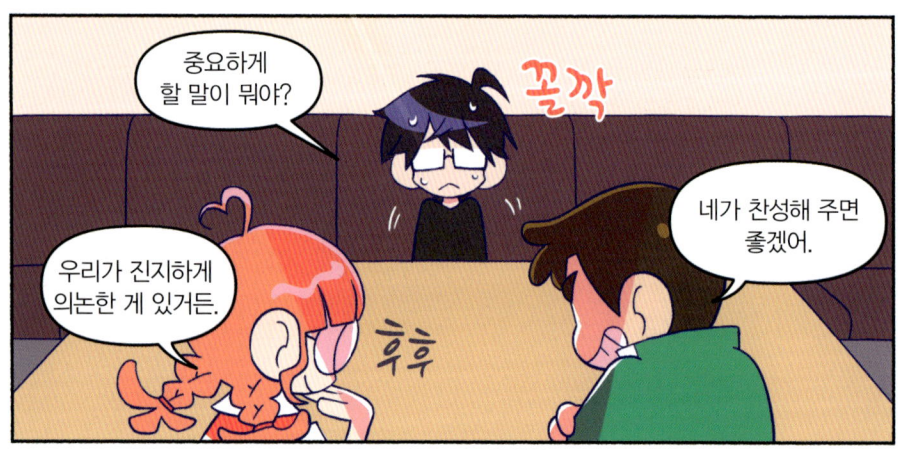
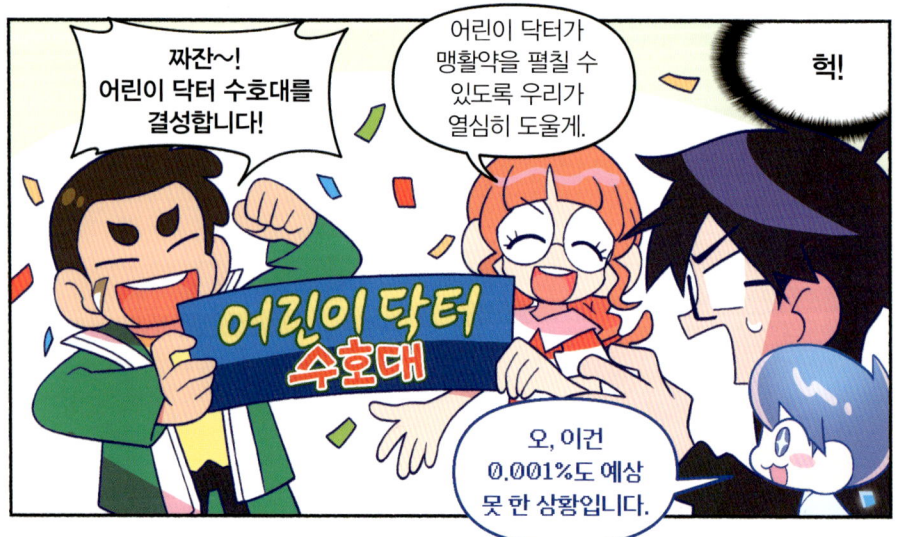

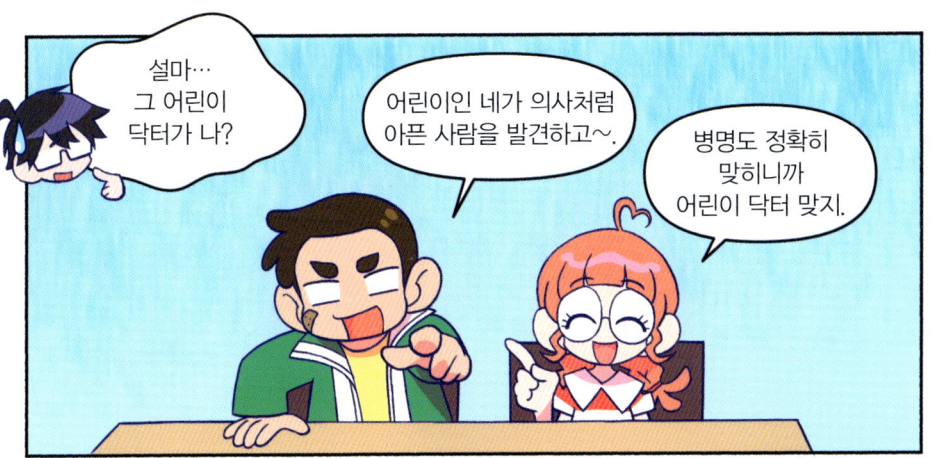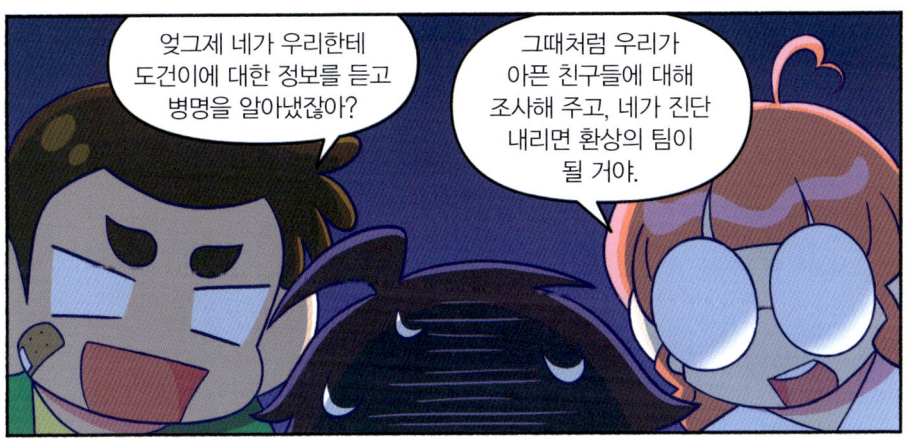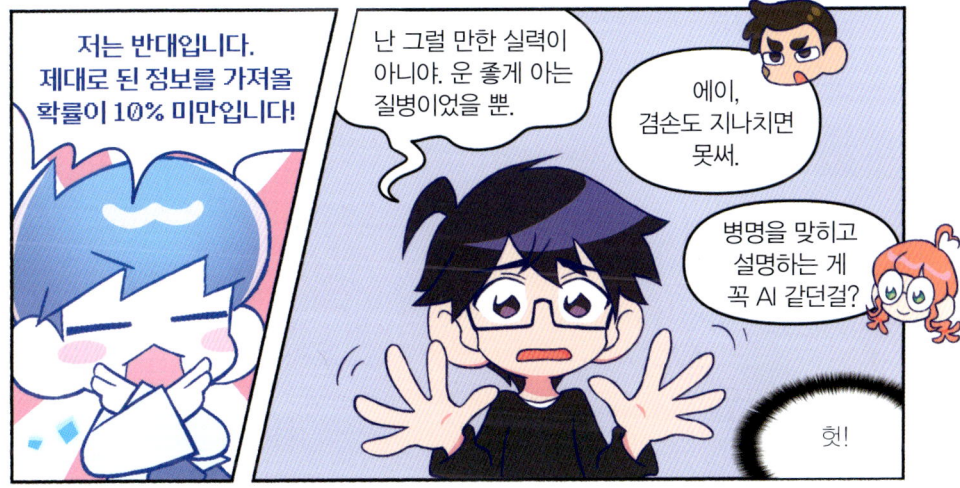

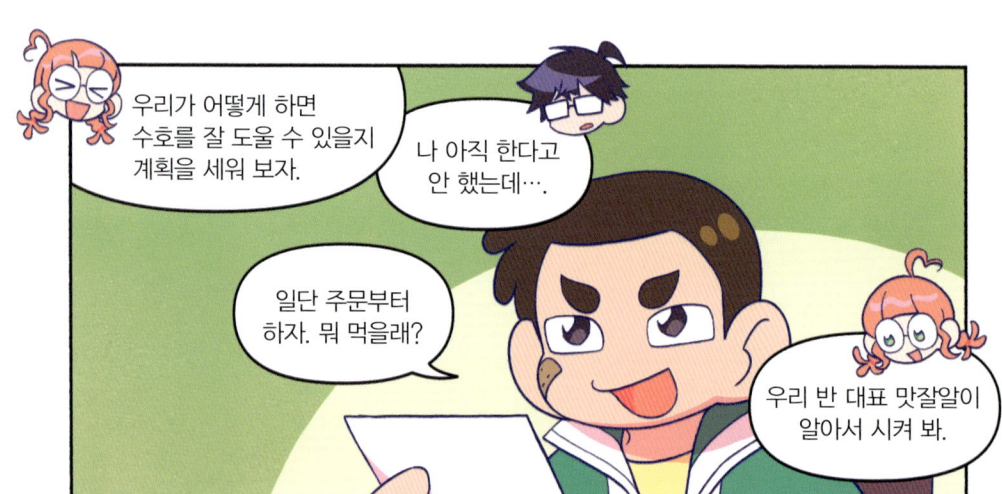

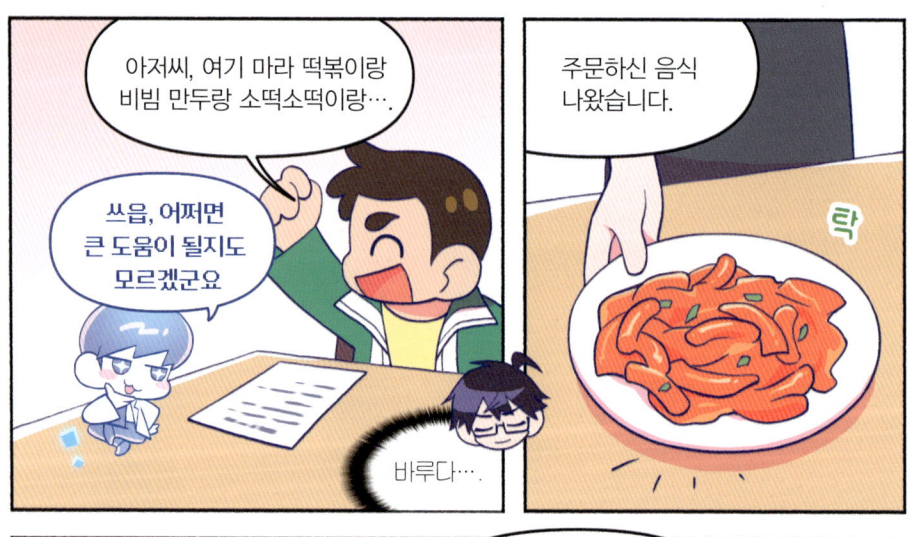

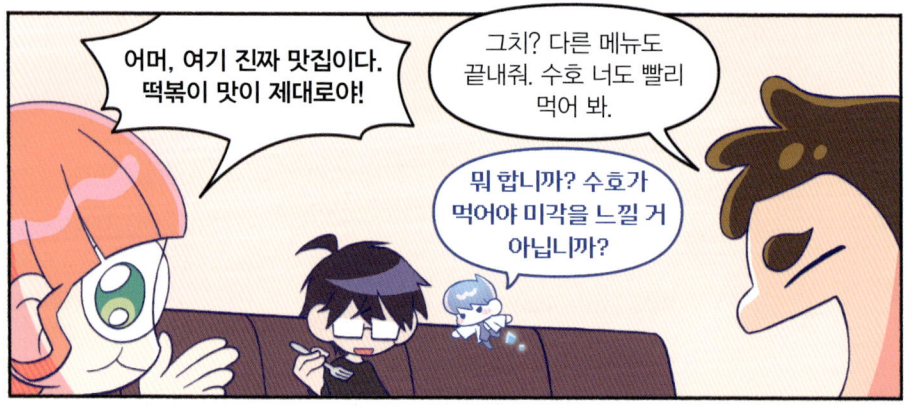

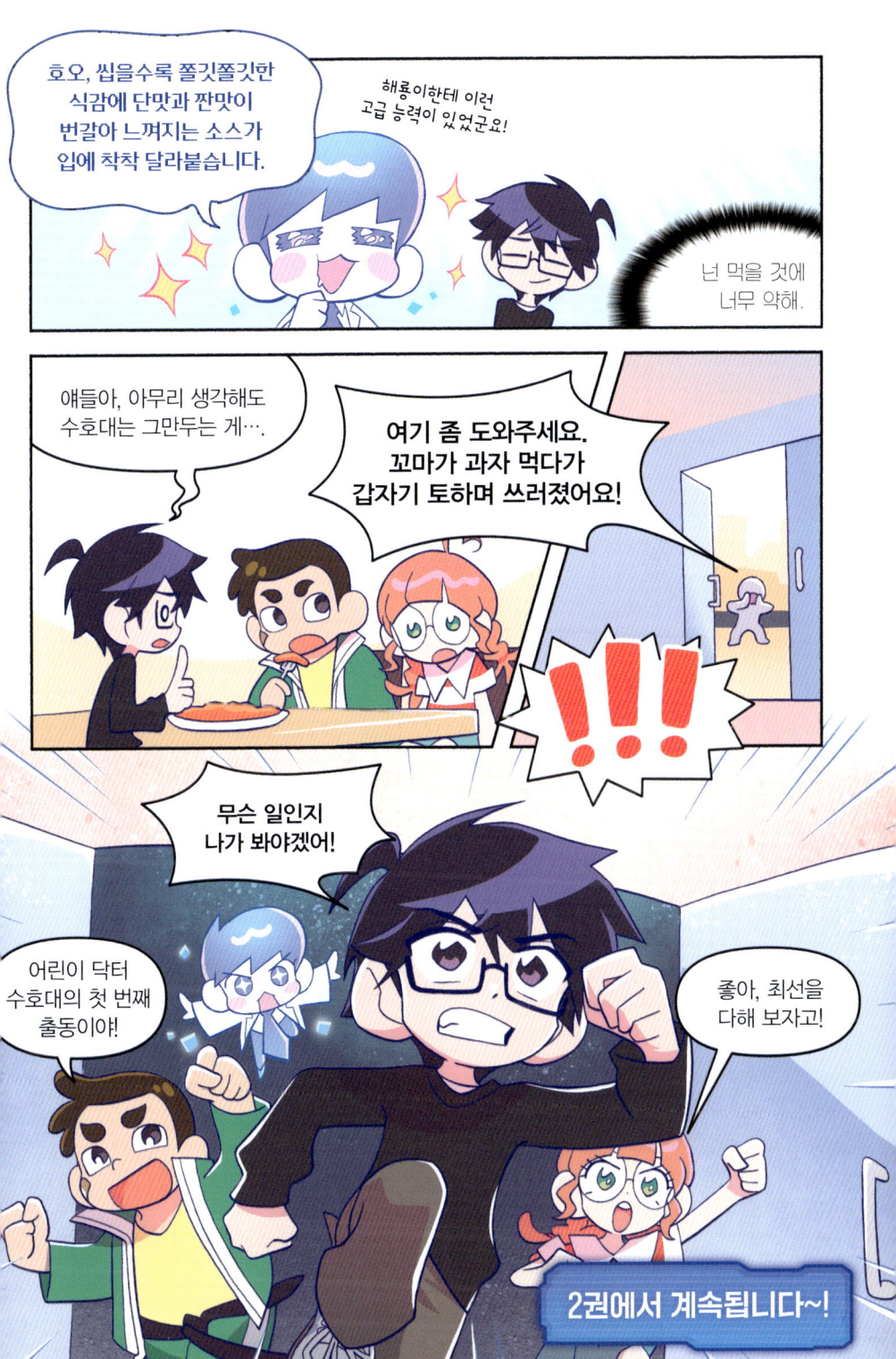

AI 닥터 스쿨 1. 작은 신호를 놓치면 안 돼!

원작·감수 이낙준(한산이가) | **글** 예영 | **그림** RV
찍은날 2025년 3월 5일 초판 1쇄 | **펴낸날** 2025년 3월 25일 초판 1쇄
펴낸이 신광수 | **출판사업본부장** 강윤구 | **출판개발실장** 위귀영
아동IP파트 박재영, 박인의, 김규리 | **출판디자인팀** 최진아, 김현중 | **저작권 업무** 김마이, 이아람
출판사업팀 이용복, 민현기, 우광일, 김선영, 신지애, 허성배, 이강원, 정유, 정슬기, 정재욱, 박세화, 김종민, 정영묵, 전지현
출판지원파트 이형배, 이주연, 이우성, 전효정, 장현우
펴낸곳 (주)미래엔 | **등록** 1950년 11월 1일 제16-67호 | **주소** 서울특별시 서초구 신반포로 321
전화 미래엔 고객센터 1800-8890 팩스 02)541-8249 | **홈페이지** www.mirae-n.com

ISBN 979-11-7347-116-2 74510
　　　979-11-7347-115-5 (세트)

ⓒ 주식회사 작가컴퍼니 2025
이 책은 무단으로 전재하거나 복제할 수 없습니다.

파본은 구입처에서 교환해 드리며, 관련 법령에 따라 환불해 드립니다. 다만, 제품 훼손 시 환불이 불가능합니다.
값은 뒤표지에 있습니다.

KC 마크는 이 제품이 공통안전기준에 적합하였음을 의미합니다.
사용 연령: 8세 이상